闵行区科普基金资助项目

出院病人健康教育与中医调养丛书

肿瘤科出院病人
中医调养

总 主 编　孙文善

本册主编　马伊磊　郑　鸿

编写人员（按姓氏笔画为序）

王　虹　王偲婧　孙文善

冷蓓峥　姜国芳　蔡云云

审　　校　何胜利

复旦大学 出版社

丛书编写顾问委员会

总　序

　　随着现代医学的不断发展,人民生活水平的逐步提高,以及老龄化社会的到来,我国疾病谱亦发生了明显的变化。现在,严重威胁人民生命和健康的慢性非传染性疾病(简称慢性病,如高血压、冠心病、脑卒中、恶性肿瘤、糖尿病)已成为全世界的突出问题。近年来,我国心脑血管疾病、恶性肿瘤等重大慢性病发病率快速增长,发病年龄明显提前,慢性病的死亡人数已占总死亡人数的70%以上,并呈持续上升趋势,约25%的城市居民患各种慢性病。慢性病已成为我国城乡居民死亡和生活质量下降的主要原因。健康教育的缺失,导致三率偏低(知晓率、治疗率、控制率),这是慢性病患病率上升的主要原因之一。

　　长期以来,卫生医疗部门一直将院前急救、在院治疗作为医院工作的重点,而普遍忽视了病人出院以后的康复随访或后期治疗。另外,由于目前我国医疗条件及医疗资源有限,医院治疗只是其中的一个重要阶段,为此医生一般会在病人住院期间教授各种功能锻炼方法和出院后注意事项。但有些病人并不注意医生的提醒,出院后造成一些不应出现的后遗症或疾病复发。出院后病人存在的主要问题包括:①缺乏用药指导及自身疾病的康复知识;②缺乏饮食起居方面的保健知识,仅从电视上获得零星的养生教育;

③容易受到各种媒体广告影响,盲目服用保健品或追求新的治疗方式;④缺少营养指导和心理疏导,病人存在一定的无助和孤独感。

　　健康教育是通过有计划、有组织、有系统的社会教育活动,使人们自觉地采纳有益于健康的行为和生活方式,消除或减轻影响健康的危险因素,预防疾病,促进健康,提高生活质量。健康教育的核心是教育人们树立健康意识、促使人们改变不健康的行为生活方式,养成良好的行为生活方式,以降低或消除影响健康的危险因素。通过健康教育,能帮助人们了解哪些行为是影响健康的,并能自觉地选择有益于健康的行为生活方式。因此,通过出院后的健康教育,不但可以解答病人出院后的有关疑问,对其正规服药、培养良好的生活方式、提高生活质量起到了一定的干预作用。

　　中医调养是指通过各种方法在疾病的康复过程中以中医方式增强体质,使病情尽快治愈,预防疾病复发,从而达到提高生活和生命质量的一种健康活动。中医调养有食养、药养、针灸、按摩、气功等丰富多样的技术和方法,这些方式具有简、便、验、廉、安的特点,能够更好地发挥整体调节、综合干预的优势,更适合脏腑功能减退、代谢功能较差、出院之后的广大人群。随着经济的高速发展,民众对生活质量和健康水平的要求也越来越高。临床实践表明,出院后病人对中医调养信息具有强烈的渴求,对身体健康、寿命延长充满渴望。在病人出院后康复过程中,医生和药物所起的作用较少,身体的恢复更多依赖于自我调节,也就是修复自愈力的过程。尽量依靠内力来治愈疾病,这是中医的根本宗旨,也是医疗的至高层次,传统的中医养生理论正好合乎世人的需求。

　　然而,在中医养生热潮下,由于缺乏相应的专业指导信息,很多错误的保健信息误导着出院之后的病人。众多非医学专业出版社出版的有些养生书籍,编辑缺乏相关专业知识背景,导致养生图书市场良莠不齐,甚至出现相互矛盾的宣传。因此,专业医务人员注重专业书籍的撰写,对健康养生科普,特别是中医养生科普的忽视,也是当前养生市场混杂的因素。病人出院后缺乏相关的健康教育和养生书籍,往往易受非专业书籍和媒体的影响,盲目进补和排毒,导致错误的身体调养,甚至疾病加重。

本丛书主要针对出院病人这一特殊群体和阶段,给出了在该阶段需要的健康教育和中医调养指导,实现了医院健康教育的延续;丛书根据调查需求,按照病种进行健康教育和中医调养指导,方便病人和家属查阅和使用,更具有实用性;丛书内容将现代健康教育和中医调养相结合,既具有科学性和先进性,又具有丰富的传统文化内涵,符合大众养生保健的实际需求。

本丛书首先通过对各科室医务人员和病人、家属等进行调查,了解出院后病人的需求和经常遇到的问题,总结影响疾病出院后康复和复发的各类因素,联合疾病相关医学专家、中医学专家、护理专业人员共同撰稿,形成一系列的科普书籍出版,向病人及亲属系统介绍出院后各类疾病的健康用药指导和中医调养知识。通过健康教育与中医养生的有机结合,使出院后的病人与家属按图索骥,及时获得疾病相关的健康教育和中医调养知识,减少盲目就医和保健品滥用。本丛书的出版,希望有助于病人疾病的护理和康复,提高病人生活和生命质量,而且对提高大众对健康教育和中医学的认知,减少疾病的发生也具有重要意义。

在本丛书编写过程中,得到复旦大学附属上海市第五人民医院各级领导以及各位专家的大力支持,在此一并致谢。由于本丛书涉及科室和人员较多,编撰过程中在内容和编排方面有不当之处,敬请读者批评指正,以便再版时修订。

孙文善
复旦大学附属上海市第五人民医院
2016 年 12 月

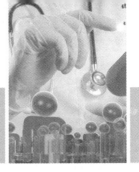

目 录

第一章
大 肠 癌

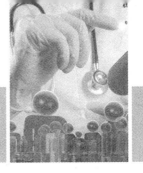

　　大肠癌（又称结直肠癌）是消化道中常见的恶性肿瘤，因部位和病期不同，临床表现也各异。早期病例可能无临床症状，其他病例可出现不同程度的症状。这些症状可以归纳为两大类：一类是肠功能疾患或其他慢性疾病症状，例如，大便习惯和性状改变，大便带血或黏液、便秘、腹泻或两者交替及排便不尽，大便变形、变细等；腹部不适，隐痛或胀气；贫血、消瘦、乏力，以及腹部触及肿块等。一类是急性肠梗阻症状，另外还有急性结肠穿孔和腹膜炎症状。例如，腹痛、呕吐、腹胀、停止肛门排气和排便。

　　当明确诊断为结直肠癌，如为早期结肠癌，需进行局部切除。进展期结肠癌，无远处转移，肿瘤条件允许或联合脏器切除可以根治者、需进行术后辅助化疗或新辅助放化疗病人、有远处转移或肿瘤条件不允许，但合并梗阻、出血，需进行姑息手术者均需住院治疗。如病人术后腹痛、便血等不适明显时，也可以考虑住院进一步检查治疗。肿瘤病人无论是手术还是化疗，其脏腑均存在一定程度的损伤，因此在此期间饮食宜清淡，以半流质为主，细嚼慢咽，但也应适当补充蛋白质；早期应注意适量运动，以帮助肠道功能恢复；对于造瘘口应保持清洁。

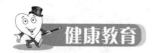

一、饮食指导

1. 大肠癌病人出院后的饮食原则是什么？

病人多有反复发作、迁延不愈的腹泻，消化能力弱，故应予易于消化吸收的食物；病人多有便中带血，晚期病人常大量便血，故应少服或不服刺激性和辛辣的食物；病人久泻或晚期病人长期发热、出汗、损伤津液，故宜多饮水或汤液，主食可以粥、面条等半流质饮食为主；病人多有食欲缺乏、恶心，甚至呕吐等症状，故宜摄取清淡饮食，切忌油腻；多吃高纤维食物。加工肉类如热狗、培根、香肠和熟肉制品等，会使结肠癌风险增加更多，故应少吃红肉和加工肉类；不喝酒或少喝酒，多吃大蒜。另外，要少吃或不吃富含饱和脂肪和胆固醇的食物，包括：大鱼大肉、油、动物内脏、蛋黄等；植物油，包括花生油、豆油、菜籽油等限制在每人每天 20～30 g，合 2～3 汤匙。不吃或少吃油炸、油煎、烧烤的食品。

大肠癌病人饮食应该选择低脂肪、低盐和富含维生素、矿物质蛋白质的食品，这对大肠癌病人的治疗和康复有利，如水果、蔬菜和膳食纤维。除此之外，应该选择比正常人的需要量多增加 20% 的蛋白质及热量。如果已出现营养不良，则可以补充更多的蛋白质。蛋白质的摄入最好是植物蛋白和部分动物性蛋白。

据医学专家经过大量的临床实验研究得出，常见的抗癌食物有十字花科蔬菜（如卷心菜和菜花等）、萝卜、大蒜、黄豆和牛肉等，且膳食中的大蒜、洋葱、韭菜、葱中含有的硫醚，柑橘类含有的萜，葡萄、草莓、苹果中含有的植物酚，以及胡萝卜、薯蓣类中含有的胡萝卜素，都被认为是能够抑制突变，具有抗癌作用的食物。

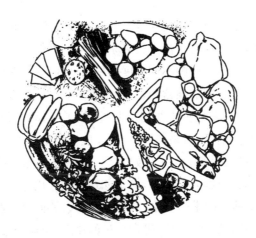

2. 放疗病人需如何安排饮食?

病人在放疗时常损伤阴血,应该滋阴养血为主,选新鲜蔬菜、水果,同时,可用蘑菇煮豆腐、猪肝菠菜汤等。化疗时气血两伤,宜以大补气血为主,选用龟、鲜鲤鱼、白木耳、香菇、燕窝、山梨、银杏等以利补气滋阴。

3. 手术后的病人如何安排饮食?

术后禁食,禁食期间由静脉补充营养,全胃肠外营养,静脉滴注脂肪乳、复方氨基酸、白蛋白等,准确记录病人的出入量,防止水和电解质平衡失调。胃肠减压 2~3 日,排气后,可进流食,如无不良反应,1 周后进半流质,术后 1 周进少渣软食,改为普食后应给予高热量、高蛋白、高维生素饮食。

4. 大肠癌病人在早、晚期如何安排饮食?

大肠癌早期病人往往有大便的改变,有时便秘,有时又有腹泻,有时则两者交替出现。因此,应重视调理大便,给予如红薯、嫩叶青菜、香蕉等富含维生素的食物,但应避免过粗糙的饮食,如韭菜、笋等;其次,饮食要多样化,可选择五色蔬菜及新鲜水果(如胡萝卜、嫩叶蔬菜、柑橘类水果、白木耳、香菇等各类蔬菜、水果),不要食用腌制品、烟熏和油炸食物。多饮水和汤液也可以使大便保持通畅,有利于肠道疾病的康复。病人每天排大便,可以防止大便在肠道停留过久,这对防治大肠癌是有作用的。

晚期病人,由于癌肿不同程度阻塞排便通道,则不宜给粗纤维的饮食。一方面,应加强营养,给纤维素少和其他营养成分丰富的食物;另一方面,更应防止便秘。此外,除了选择禽蛋类、瘦肉、奶类、豆制品类和细粮、嫩菜之外,每餐还应考虑增加通便食物,其中最理想的副食品是蜂蜜,其他如香蕉、梨子等虽然也有通便的作用,但遇到肠腔通道太狭窄时,均不如蜂蜜的作用好。

5. 对于造瘘口术后6个月以内的病人,如何进行饮食调养?

造瘘口开放后病人可以进食少量的流质、半流质或软食,以低渣无刺激性的饮食为主,养成定时进食、定时排便的习惯。出院后需注意均衡饮食,多食膳食纤维,少进食易产生气体的食物(如豆类、土豆、花椰菜等);为避免吞入太多气体,需细嚼慢咽,闭嘴咀嚼;应禁止进食时说话、嚼食口香糖等易产生气体的行为;少进食容易导致腹泻的食物,如咖喱、菠菜等;避免进食巧克力、碳酸钙等容易引起便秘的食物;尝试某种新食物时,最好不要一次过量。

6. 大肠癌病人的饮食禁忌是什么?

大肠癌一般的发病原因中与饮食习惯不良有一定关系。养成良好的饮食习惯不仅可以帮助我们保持健康,也能让我们更加健壮,而不良的饮食习惯则可能对病情更加不利。那么,该如何通过饮食预防大肠癌的发生呢?

首先,需忌烟酒,不食过烫食物;其次,避免大量进食油条、炸猪排、烧焦的肉、鱼,烤鸡、烤鸭及腌制、烟熏的肉、鱼、豆制品等致癌促癌食物;再次,忌辣椒、胡椒、咖喱、花椒等刺激性食物;第四,忌食富含粗纤维的食物、如芹菜、茭白、韭菜等,因粗纤维食物会导致排泄时瘘口阻塞;第五,忌食猪头、鸡头、虾、螃蟹、羊肉、狗肉、鹿茸、笋等"发物";最后,避免进食易产气食物,如洋葱、朱古力,因它

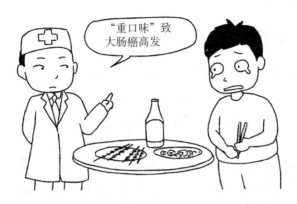

们在肠道细菌的作用下可产生大量气体造成腹胀、频繁排气、异味;大量饮用碳酸氢盐类饮料及啤酒会产生较多的二氧化碳,也会造成排气增多,应避免食用。

7. 哪些食物可导致便秘,大肠癌病人需避免食用?

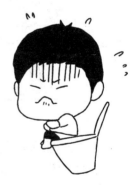

现代人大多数喜欢摄入牛奶,其实奶制品,尤其是具有高含量的奶酪和其他低纤维、高脂肪的食物如鸡蛋,奶酪和肉类,会影响消化,导致便秘;香蕉,大多数人认为可以通便,其实并不是所有的香蕉都是一样的,未熟的绿色香蕉,不但不能通便,反而可导致便秘,因此需避免食用,而成熟的香蕉含有可溶性纤维,可帮助排便和清理肠道,所以应当选择成熟的香蕉来防治便秘;零食如薯片也是低纤维含量,易延迟消化高脂肪的食物,导致便秘;适度的巧克力、茶摄入已被证明是健康的,富含抗氧化剂,然而,大量的巧克力、浓茶其实可以减缓消化过程,减缓肌肉收缩和肠蠕动,应谨慎食用。

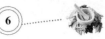

二、运动指导

1. 为什么提倡大肠癌病人多运动？

大肠癌病人在手术后更要注意改善不良的生活习惯，以提高生活质量，最大程度降低肠癌的复发。肥胖尤其是腹型肥胖是独立的大肠癌的危险因素，体力活动过少是大肠癌的危险因素。体力活动可以影响结肠蠕动有利于粪便排出，从而达到预防大肠癌的作用。肠癌病人，不管是在患病或治疗期间，还是治疗后，一定要力所能及地进行一些体育锻炼，但不要过度劳累。

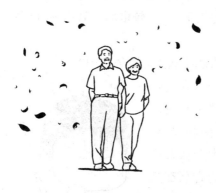

对于病人而言，最正确有效的促进肠癌康复的运动护理方法就是病人进行有氧运动，如打太极拳、旅游、打网球、散步。进行这些体育锻炼既可以增强自身的免疫力，又可以在大自然中呼吸到新鲜的空气，对于疾病的康复是非常有利的。

2. 大肠癌术后病人可以做哪些活动？

早期下床活动能促进胃肠蠕动，可使肛门排气时间提前，加快肠内容物的排除，进而尽早拔除胃管、恢复饮食，减少术后并发症的发生，最终达到早日康复的目的。

因此，术后早期可根据病人情况鼓励病人在床上进行四肢屈伸活动，术后1～2天可下床进行适当的室内活动，以促进肠道功能恢复，改善血液循环，防止肠粘连及下肢静脉血栓的发生。同时术后活动一般安排在输液前后进行，活动量要循序渐进，不要急于求成，以不感觉疲劳为宜，逐渐增加活动量。

3. 大肠癌术后病人在家如何进行活动？

病人术后 1～3 个月避免重体力劳动，避免高强度的体育锻炼，避免使腹压增高的活动，如长时间蹲踞、便秘、剧烈咳嗽等，以免导致结肠外翻，造口处黏膜脱出、破溃形成造口疝。恢复工作后要注意劳逸结合，避免过度疲劳，保证充足的睡眠，合理安排膳食。根据自身体力的恢复选择适当的户外休闲活动或完成一般的家务。

4. 大肠癌病人出院后在家里活动有哪些注意事项？

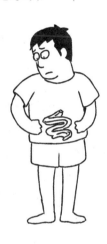

大肠癌术后病人若能生活自理即可回家休养，但必须养成定时排便的习惯，保持大便正常通畅，同时需观察排便的情况。如果不能保持每天排便 1 次，可遵医嘱服用导泻药或使用开塞露导泻。其次，要每天进行适度的运动，以促进体力的恢复及肠道蠕动。当然，饮食卫生也很重要，平时要少吃纤维素类食品或生冷油腻的食物，防止出现腹泻，不吃生冷、剩、硬、煎炸、腌制的食物，并定期消毒餐具。要注意个人卫生，经常洗澡和清洗人工肛门口。最后，要注意观察病情变化，在出现疼痛、有肿块、大便习惯改变及便血、泌尿系统症状时应考虑到结肠癌复发的可能，及时到医院复诊，以便早期发现癌组织转移等情况。

5. 大肠癌病人如何安排运动？

手术后应根据自身情况及早下床活动。一般出院 3 周的病人，可以进行散步、仰卧起坐、打太极拳、做体操等较温和、运动强度不大的项目。症状较轻的病人可在家属陪伴下进行户外锻炼，锻炼应选择平整、避风场地，而且要在空气清新、有花草树木的地方，不仅安全，而且氧气充足，有利于病人心情愉悦，增强信心。时间上应在早上 8～9 点时太阳出来后，或下午 5～7 点日落之前，此时空气中的氧含量最高,空气质量最佳。如果病人运动过程中出现心慌、恶心、头晕、胸闷、出冷汗时,应立即停止运动,同时要注意气候冷暖,适当增添衣服,预防感冒,锻炼时间以15~30分钟为宜。运动要循序渐进,贵在坚持,要量力而行,不可勉强,以不感到劳累为原则。如果病人病情较重或卧床者,可适当做些力所能及的床上运动,如活动一下四肢,做一下按摩。家属可定时为病人翻身及拍背防止压疮和吸入性肺炎;为病人做按摩可使肌肉放松,消除疲劳,缓解肠癌病人局部疼痛,还能增强病人体质和抵抗力。

这里介绍一些简单运动的方法。①可以适当的做屈腿运动:仰卧位,两腿同时屈膝抬起,使大腿贴腹,然后还复,可重复10次左右。②举腿运动:仰卧位,两腿同时举起(膝关节保持伸直),然后放下,可重复10次左右。

6. 怎样早期发现大肠癌?

早发现、早诊断、早治疗是治疗大肠癌的关键,如果能及时、合理地治疗,大肠癌病人中有50~60%能够根治性切除。对大肠癌有高危因素的人群,如40岁以上的男性,家族性多发性肠息肉,溃疡性结肠炎及大肠癌家族史的人要定期复查,尤其是对于有大便习惯的改变、腹泻、便秘交替及便血的病人应警惕大肠癌的可能。改进饮食习惯,合理安排每天饮食,多吃新鲜水果、蔬菜等丰富的碳水化合物及粗纤维的食物,少吃脂肪性的食物,特别是要控制动物性脂肪的摄入。积极防治肠道疾病,如息肉、慢性肠炎、血吸虫病等,尤其是及时治疗肠息肉,腺瘤性息肉是大肠癌癌前病变,所以当发生腺瘤时就应进行腺瘤摘除治疗,并进行病理学检查。

三、 用药指导

1. 除了手术外,大肠癌有哪些非手术治疗方式?

（1）手术为主的综合疗法是大肠癌的主要治疗手段,根治术后的化疗即辅助化疗是大肠癌综合治疗的一个重要组成部分。辅助化疗的目的在于控制减灭根治术后的残留病灶。大肠癌术后病人的化学治疗标准：Duke B1 期：随访，Duke B2、B3 期：根据病例复发危险度进行个体化的辅助化疗（直肠癌应配合放疗），Duke C 期：以氟尿嘧啶为基础药物的疗程正规化疗直肠癌应配合放疗。常用的化疗药物氟尿嘧啶、奥沙利铂、卡培他滨、伊立替康等单药治疗或联合应用。

（2）介入治疗：肝转移是大肠癌致死的主要原因之一，降低和避免肝转移的发生是提高大肠癌 5 年生存率的有效措施，因此采用术后早期门静脉辅助化疗应是非常合理的。

（3）分子生物靶向：包括针对血管内皮生长因子（vascular endothelial growth factor，VEGF）的人源化单克隆抗体贝伐珠单抗，它是一种重组的可抑制肿瘤血管形成，不需要检测基因，但须在术后 4～6 周后使用。注意用药后不良反应：包括出血、肠穿孔、不可控制的高血压、动脉血栓、伤口愈合差及蛋白尿等，以及针对表皮生长因子受体（epidermal growth factor receptor，EGFR）的靶向药物西妥昔单克隆抗体 C225，在 RAS 及 BRAF 全野生型的病人才能使用。其主要的不良反应为皮肤毒性，最严重的可表现为皮疹、甲沟炎，严重的输液反应发生率不到 5％，但皮疹反应的严重性与疗效具有相关性。

（4）免疫治疗：对于错配基因缺失的病人用程序性死亡受体（PD1）和 PDL1 配体（PDL1）能提高疗效。目前是临床应用中的研究发展方向。

（5）中药：包括口服中药及中药灌注治疗。

2. 大肠癌如何应用药物治疗？

（1）单一药物治疗：以往治疗大肠癌较为有效的化疗药物主要包括氟尿嘧啶类、亚硝脲类、丝裂霉素（MMC）、顺铂类（DDP）、蒽环类抗生素等，但这些药物的疗效仍有一定的局限。其中，氟尿

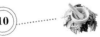

嘧啶用于大肠癌的化疗已有 40 余年的历史,至今仍为主要的药物,但在使用方法上已有所改进。近年来,有 3 种治疗大肠癌的新药应用于临床,它们分别是:草酸铂(商品名有:乐沙定、L - OHP、草铂、奥沙利铂等)、开普拓(伊立替康,CPT - 11)和希罗达(Xeloda)。据研究,用传统的亚叶酸钙＋氟尿嘧啶方案可使Ⅲ期病人术后 5 年生存率比单纯手术组提高 5％左右,而如今应用的新药预期可使 5 年生存率提高 10％左右。

(2) 联合化疗:联合化疗具有提高疗效、降低或不增加毒性、减少或延缓耐药性出现等优点,已有不少联合化疗方案用于大肠癌的治疗。临床上常采用多种细胞毒药物或细胞毒药物与生化、生物调节剂联合应用,通常以氟尿嘧啶或其衍生物为基本用药,有效率报道为 10％～52％,但大部分均在 20％左右。

3. 化疗药物的用药注意事项有哪些?

化疗药物会引起骨髓造血功能低下、脏器功能损害,因此,应在化疗期间定期检查血常规,肝、肾功能,以便及时发现和处理。化疗期间出现严重的口腔炎、腹泻或出现肝、肾功能损害时,应及时停用化疗药物,并对症处理。使用草酸铂治疗期间,应注意避免接触冷物(冷水、冷食、冷风),CPT - 11 治疗期间应注意腹泻的处理(用药 24 小时内发生者可用阿托品,用药 24 小时后发生者可服用洛哌丁胺,每 2 小时 1 片,同时服用诺氟沙星或氧氟沙星,并需注意补液等,直至腹泻停止后 2 小时,但服用洛哌丁胺时间不能超过 48 小时。如处理不当可致脱水、电解质紊乱,甚至休克。治疗 2～3 个周期后,病情无改善或有恶化者,应停药或更换化疗药物。

四、护理指导

1. 大肠癌术后,如何在家护理人工肛门?

从术后第 2 周开始,病人可以进行自我扩肛的方法护理。方法是:戴上乳胶手套,在食指上涂液状石蜡油,轻轻伸入人工肛门口内,通过狭窄环,转动手指1～2分钟后退出,每天自我扩肛2次。病人适当调节集粪袋口的松紧度,不要使肛门口受到压迫,在每次排便后换一个集粪袋。要保护好肠黏膜和肛周皮肤。人工肛门口的肠黏膜稍高于周围皮肤,易受到摩擦刺激,出现出血、水肿和糜烂等症状,因此,平时应穿宽松的内裤,裤腰的松紧带不可压迫在人工肛门口上,最好穿背带裤。促使病人保持肛周皮肤的清洁,每天用温水轻轻擦洗肛周皮肤,在排便后则应立即清洗肛周皮肤,并在擦干后扑撒爽身粉或滑石粉。此类病人在睡眠时宜采取侧卧位,这样可避免人工肛门受到粪便污染而引起感染。造口并不是一种疾病,因此不会影响您的工作,当您的体力已恢复,便可以恢复以前的工作,但需避免重体力劳动,如举重或提重物。旅游是有益身心的事,无论坐船、飞机、火车,对造口均不会有影响。但要带齐造口用品放在随身行李内,以便随时更换。对更换下的造口用品,要处理好,注意环保。有条件者应不定期到医疗机构就诊咨询。

2. 大肠癌化疗病人出现毒性反应怎么办?

目前,所用的化疗药物均选择性不强。即在杀灭肿瘤的同时,对增生活跃的骨髓、胃肠道黏膜、生殖细胞、毛发和肝、肾等脏器均有不同程度的损伤。当出现这些毒性反应时,并不需要紧张,做好防护及化疗后护理可以减轻这些反应。

(1)消化道毒性反应:如恶心、呕吐、腹泻等,除药物治疗外,应及时清倒呕吐排泄物,减少异味对病人的刺激,避免诱发病人呕吐;观察病人的神志、口渴、乏力、腹胀情况,并做好肛周皮肤护理。

(2)血液系统毒性反应:如血细胞减少等,注射及碰撞后易出现皮肤瘀斑,因此,化疗期间应注意预防感染,用药后注意观察病人体温变化情况,定期复查血象,每天监测体温;注意观察有无牙龈出血、鼻出血及皮下淤血等出血现象;治疗间歇期进食具有补

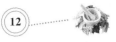

血、养血、补气作用的食品,以提高机体的抗病能力,促进病人体力恢复;注意做好保护性隔离,严格无菌操作,给予病人提供单人病房,减少探视,避免交叉感染,病房用紫外线消毒每天消毒 2 次,保持空气清新。

（3）外周神经系统毒性反应:如肢端麻木等,病人应保暖,避免遇冷刺激;用温开水擦牙洗脸,化疗期间不进食冷食物、不接触冷物体（如床档、水龙头）、不吹冷风;天气冷时,外出需戴手套、帽子、口罩等。

3. 大肠癌病人如何在家自我止吐?

大肠癌病人恶心呕吐时,将准备好的容器置于伸手可及处。一旦有恶心、呕吐感,自我诱导产生不会呕吐的意念;呕吐时,侧卧以防误吸。呕吐后及时更换衣服及被褥,清理污物,用温开水漱口。然后开窗通风,保持室内空气清新,并充分卧床休息。

4. 大肠癌病人如何做好心理护理?

肿瘤的诊断、检查时的难堪,手术和诊治的生理,经济负担都可能令病人产生较严重的不良心理反应,若需做结肠造口时,病人承受的打击将更大,会感到自我形象受损及对生活、工作失去信心。家属应配合向病人介绍有关肠道手术术后护理造瘘的知识,让病人了解、配合。在护理人员的指导下,能够面对疾病和现实,依从护理人员的指导,改变不合理的生活方式。

5. 大肠癌病人术后有哪些必要的护理措施?

应严密观察大肠癌病人术后的病情变化、生命体征和中心静脉压;观察呼吸变化情况;观察排气排便情况。若手术后平卧 6 小时,病情平稳者,可改为半卧位,利于腹腔引流,同时注意引流的性质、颜色和量,避免引流管被异物牵挂,避免折叠,并记录。禁食,胃肠减压期间由静脉补充水和电解质;2～3 日后,肛门排气或结肠造口排气、排便后即可拔出胃管,进流食,若无不适,再循环渐进,半流食。要注意伤口有无渗液、出血、及时更换敷料,发现有出血时应立即通知医师。留置导尿管护理,必须保持其通畅,防止扭曲受压,观察尿液性质,并记录,尿道口护理每日1~2次,拔管前几日应做膀胱舒缩功能训练,防止排尿功能障碍。造口开放前,禁食,如腹痛、腹胀、应通知医师,保持敷料清洁;注意观察造口血运情况,周边皮肤,肠回缩,或脱垂、出血、坏死等;正确使用造口袋,选择合适的造口袋,更换造口袋。预防和处理并发症,如切口感染和吻合口瘘等。

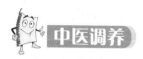

1. 对于结直肠癌,中医是如何认识的?

中医古典医籍中无大肠癌的确切称谓,但相关论述散在于多种病症范畴中。根据大肠癌病人常见的如便血、泄泻、腹痛、大便形状规律改变等临床症状,大肠癌大略应与肠风、脏毒、便血、肠覃、积聚等病症相对应。祖国医学认为:本病是由于长期患慢性肠道疾病,久治不愈,脾胃损伤,运化失司,正气虚弱,肠道及全身免疫功能低下,火毒、湿邪、瘀血、气滞诸邪侵袭,正气虚弱,难以祛邪外出,日久胶结成肠道恶性肿瘤。综上所述,结直肠癌以脾胃亏虚,正气不足为本。

而化疗后可出现气短、乏力、食欲缺乏、恶心、呕吐、腹泻、面色萎黄、腰酸腿软、耳鸣、脱发、肢体麻木等毒副作用。化疗药进入人体后脾肾两脏阳气最先亏损,无力化生气血。脾为后天之本,与胃相表里,共同受纳水谷精微,升清降浊,化生气血,主肌肉与四肢,在液为涎。脾胃受伤,气机升降失常,湿浊中阻以致恶心、呕吐、腹泻;脾虚不运,生化乏源,气血双亏而见骨髓抑制、手足麻木,脾虚生化乏源,先天之精无以充养,久而肾阴阳虚衰,元气不足而致免疫力下降、各脏腑功能低下。

2. 中医治疗结直肠癌的治疗原则有哪些?

祖国医学认为"脾为后天之本,气血生化之源",主腐熟运化水谷精微,并输布致全身以滋五脏六腑,濡四肢百骸;肾为后天之本,五脏阴阳之本,主藏精,主骨生髓,精髓可以化生为血,精血同源,相互滋生;健脾补肾,培补先后天精血之本,则气血生化有源,中药在调节机体免疫功能,提高机体抗邪能力方面有独特优势。无论是手术还是放化疗,其目的都是祛邪,祛邪的同时配合补益类中药,符合中医扶正祛邪的治疗原则。

3. 中医治疗能减轻大肠癌病人化疗的毒副作用吗?

化疗引起的毒副反应已经得到广泛关注,针对不同毒副反应的中草药也较多在一定程度上缓解了病人化疗引起的毒副反应,提高了病人生活质量。而中医药作为综合治疗的重要组成部分,大量研究表明,中医药治疗在缓解化疗毒副反应方面发挥了重要。例如,可多用补阳益气治法(参附注射液、参芪扶正注射液等)升高白细胞数量,减轻骨髓抑制;以健脾和胃降逆,理气化湿为治疗原则防治消化道毒副作用(旋覆代赭汤、半夏泻心汤等);以温阳通经、益气活血等治法改善外周神经病变(补阳还五汤、黄芪桂枝五物汤等)。

4. 中医对于结直肠癌如何辨证施治?

按照中医的辨证分型特点,大体可以将大肠癌分为湿热蕴结型、瘀毒内阻型、脾肾亏虚型、气血两虚型和肝肾阴虚型5种。

(1) 湿热蕴结型

症状:腹胀痛,大便滞下,里急后重,大便黏滞不爽,偶伴脓血,肛口灼热感,口干苦,溲短赤,舌质黯红,苔黄腻,脉滑数。

治法:清热利湿,解毒散结。

方药:白头翁汤。

(2) 瘀毒内阻型

症状:腹胀痛,且痛有定处,腹部可触及肿块,便下脓血黏液,或里急后重,大便干稀不调,大便扁平或变细,舌质黯红,有瘀斑,苔薄黄,脉弦数。

治法:清热解毒,祛瘀散结。

方药:槐花散。

(3)脾肾亏虚型

症状:腹痛下坠,腹部肿块大,大便频数,便下脓血腥臭,口淡乏味,少气纳呆,腰膝酸软,形神俱衰,舌质淡黯,苔白,脉沉细。

治法:健脾补肾,益气活血。

方药:附子理中汤合四神丸。

(4)气血两虚型

症状:气短乏力,时有便溏,面色苍白,脱肛下坠,舌淡,脉沉细弱。

治法:益气养血。

方药:八珍汤。

(5)肝肾阴虚型

症状:五心烦热,头晕目眩,口干盗汗,腰酸腿软,遗精梦多,便秘,舌红,脉弦细。

治法:补益肝肾,养阴清热。

方药:知柏地黄丸。

5. 常用治疗大肠癌的中成药有哪些?

(1)平消胶囊:主要的功效就是活血化瘀,还能起到散结止痛的作用,其实这与制作成分的多样性有很大的关系,毕竟此药是由郁金、白矾、仙鹤草乃至五灵脂等成分制成的。服药之后还能帮助病人清热解毒,抑制肿瘤的生长,在瘤体缩小之后,病情也就被控制住了。事实上,此药还具有一定的调理作用,可以让病人们的免疫力有所提高,更好地对抗肿瘤的入侵和伤害,从而不断地延长寿命并提高生活质量。不过服药之后可能会出现一些不良反应,如头晕、腹泻或是恶心等,有时还会出现药疹,这些情况只要停药就

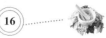

可恢复正常。同时,需注意孕妇禁用此药。注意切莫长期大量用药,具体请按药品说明书或是在药师的指导下购买和使用。用法是每天 3 次,每次 4～8 粒。

(2)复方斑蝥胶囊:复方斑蝥胶囊能够帮助解决原发性肝癌以及肺癌问题,同时对于直肠癌以及恶性淋巴瘤有着一定的效果,同时可以帮助治疗妇科恶性肿瘤。那么为什么这种药物效果如此的好呢? 原因在于其中使用了一些非常有效的药物,比如说斑蝥、人参,同时黄芪和刺五加都是对人体来说非常好的药物。而且当中的女贞子及熊胆粉也是非常有效的。用法建议每天 3 次,每次 2 粒。

(3)华蟾素胶囊:华蟾素片不仅仅能够用于中晚期的肿瘤,对于慢性乙肝也有非常不错的治疗效果,而且还有免疫促进作用,同时抗病毒的效果也是非常不错的。不过在华蟾素说明书我们也可以知道,在使用华蟾素片的时候一定要注意不能够和剧烈兴奋心脏药物来进行一起使用,同时在使用之后可能会出现一些胃肠道的刺激问题。如果没有其他的情况的话,是不需要停药的。但是如果有其他的症状的话,那么就需要及时的停药来进行检查和治疗。用法是每天 3～4 次,每次 2 粒。

(4)康赛迪胶囊:康赛迪主要由斑蝥、人参、黄芪、刺五加、三棱、半枝莲、莪术、山茱萸、女贞子、熊胆粉、甘草构成。该药物能够破血消瘀,攻毒蚀疮,主要用于治疗原发性肝癌、肺癌、直肠癌、恶性淋巴瘤和妇科恶性肿瘤等。用法是每天 2 次,每次 2 粒。

6. 可以用于大肠癌的中药外治法有哪些? 如何使用?

中药外治法也是祖国医学的特色之一,尤其在中医外科疾病的治疗上,经过长期的临床实践证明,中药外治法对于术后肠梗阻的疗效显著。

(1)中药外敷:①生大黄:对于大肠癌术后肠梗阻的病人,将生大黄等药浓煎收膏,将药膏均匀地涂抹于纱布中,肉桂末放于药膏上,以神阙为中心,敷于腹部,每次 30～60 分钟,每天 3 次,2 天换药 1 次。②麝冰膏:对于癌性疼痛病人,可将该药敷于患处。③吴茱萸:术后病人用吴茱萸热盐包行腹部外敷治疗,可促进胃肠功能的早期恢复。

(2)中药灌肠:大小承气汤灌肠治疗肠梗阻;生大黄、鸦胆子乳剂灌肠治疗便血等。

(3)中药坐浴:药熏洗治疗直肠癌术后排便异常(方药组成:马齿苋、龙葵、败酱草等,冰片少许后下)。具体方法:中药煎透后倒入高颈痰盂中,病人坐于痰盂之上进行熏蒸,直至没有蒸汽后将药液过滤出,倒入坐盆中坐浴,早、晚各 1 次,每天 1 剂,每次 30 分钟,连续使用 1 个月。

7. 针灸如何治疗结直肠癌化疗后的不良反应?

对于直肠癌化疗后的不良反应,可以根据病情及临床实际选择体针、头针、电针、耳针、腕踝针、眼针、灸法、穴位埋线和拔罐等方法。

(1)结直肠癌肠梗阻治疗

取穴:内关、足三里、天枢、下巨虚、中脘。

方法:平补平泻,留针 30 分钟,每天 1 次,连续针 3 天。

(2)骨髓抑制治疗

取穴:主穴:足三里、三阴交、血海、膈俞。

配穴:太冲、太溪。

方法:行多补少泻手法,每天或隔天针刺 1 次,6 次为 1 个疗程,一般治疗 1～3 疗程。

(3)耳穴按压疗法对化疗后胃肠道反应

取穴:恶心呕吐:取内分泌、胃;食欲缺乏取胃、内分泌、交感;呃逆取食管、贲门。

配穴:上述各症分别取肾、贲门、食管;脾俞、胃。

方法:用胶布将王不留行贴于穴上,每天按摩 3～4 次,每贴 7 天。

8. 大肠癌病人如何选择穴位按摩促进术后胃肠功能恢复?

大肠癌病人经常会出现腹胀、大便不畅、胀气等不适症状,此时可以利用耳穴埋豆、穴位按摩或艾灸来促进胃肠功能的恢复。

(1) 耳穴埋豆:取胃穴、大肠穴、小肠穴。用拇指和食指轻压穴位,隔天更换 1 次,左右两耳交替贴压,以病人感受到酸、麻、胀、痛为宜。

(2) 穴位按摩:取合谷穴(手背虎口)、足三里穴(膝下 3 寸)、上巨虚穴(膝下 4 寸),予术后 6 小时开始穴位按摩,按压时要求取穴正确,以点、按、揉的方式按摩,并询问病人有无酸、麻、胀、痛的感觉。按压过程中,根据病人的承受能力及时调整手法和按摩力度,顺序由上往下,用手指垂直按压,每天 3 次,餐后 1 小时进行。

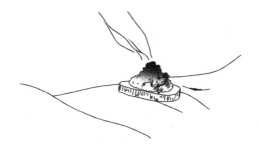

(3) 隔姜灸:病人取平卧位,用 0.3 cm 厚生姜片放在神阙、关元、气海、双侧天枢及足三里穴,中等艾柱置于其上,待穴位局部烧灼痛时,略提姜片,换艾柱重新再灸以局部潮红发热为度。每天 1 次,每次灸 5 壮。待隔姜灸治疗完毕,将中药散剂(吴茱萸、丹参、冰片各 20 g,细辛 5 g,白芥子 10 g 等药物磨成粉末状并混匀以备用)取少量葱汁调成膏状,取约 2 g 药膏放在 4 cm×3 cm 大小的纱布上,将药膏贴于上述穴位,并用胶布固定,贴敷时间 4~5 小时/天。

9. 结直肠癌病人如何选择中医膳食?

饮食宜多食健脾开胃、益气补血之品。以通便、消胀、清淡易消化为原则。给予高蛋白、高维生素、易消化、少渣饮食。

（1）纤维素多的食物：如芹菜、韭菜等。

（2）有防肠癌作用的食品：薏苡仁、无花果、油菜、芦笋、山药、海带、牡蛎、海马、胡萝卜等。

（3）增强免疫力、健脾开胃、预防复发的食品：芦笋、洋葱、大蒜、大枣、山药、虾皮、青鱼、猕猴桃、香菇、草菇、黑木耳、海参等。

（4）防治里急后重食品：大头菜、乌梅、无花果、丝瓜等。

（5）通便食品：桃仁、杏仁、香蕉、苹果、麻油、芝麻、山楂、黄瓜等。

（6）养血食品：猪肝、菠菜、蕨菜、苦瓜、无花果、羊血等。

（7）防护化疗反应、减毒食品：猕猴桃、无花果、苹果、绿豆、核桃仁、草鱼、泥鳅、马哈鱼等。

（8）消肿食品：薏苡仁、丝瓜等。

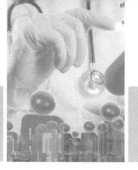

第二章
胰　腺　癌

　　近年来,胰腺癌发病率在全球范围内呈逐渐升高的趋势,已成为国内外医学界面临的一个重大诊疗难题。由于胰腺癌的预后差,手术切除率低,早期容易出现远处转移和局部浸润,术后容易复发。所以要提高疗效及预后,关键在预防。另外,定期就医体检,如发现 CA_{199} 渐进性升高及黄疸或间歇性腹痛,或无明显原因出现血糖升高都建议入院进一步检查,必要时行影像学检查排除胰腺肿瘤的可能。当病人明确诊断为胰腺癌,且有手术指征;或病人如肿瘤侵犯肠系膜上静脉或脾静脉或门静脉,需行血管重建;或肿瘤手术不能切除,合并胆道梗阻时,需行姑息性手术解除梗阻、

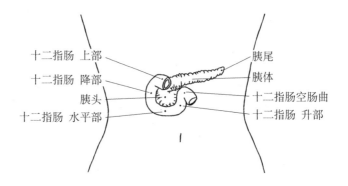

十二指肠 上部　　　　　胰尾
十二指肠 降部　　　　　胰体
胰头　　　　　　十二指肠空肠曲
十二指肠 水平部　　　十二指肠 升部

内支架引流或经皮肝穿刺胆道引流外引流；或需进行放化疗或介入治疗时，需收入院进行治疗。出院后，需改变一些生活方式来降低胰腺癌的转移及复发，如合理的饮食、适量的运动、健康的体重等。

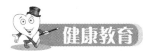

一、 饮食指导

1. 出院后，胰腺癌病人的饮食原则是什么?

一般情况好，出院 2 周后可以进食软饭，出院 4 周后可进食普食。进食高维生素、适量蛋白、低脂肪、易消化食物，少量多餐，细嚼慢咽，多吃新鲜的蔬菜瓜果，避免生、冷、硬、辛辣、煎炸及酒等刺激性食物；不吃或少吃腌制及熏制食物；不吃胀气、油腻及太甜的食物，进食后卧床 0.5～1 小时预防倾倒综合征。并配合具有软坚散结，疏肝理气的食物，如山楂、麦芽、海带、海藻、紫菜等。

胰腺肿瘤手术后的饮食，应常用补益气血、健脾和胃之品，如糯米、赤豆、蚕豆、山药、枸杞、淡菜、无花果、榛子、牛奶、菱角粉等。要避免暴饮、暴食、酗酒和高脂肪的饮食。因胰腺一旦发生病变，首先就使脂肪的消化受到严重影响。要少吃或限制食肥肉、鱼子、脑髓、油腻、煎炸等不易消化的食品，忌食葱、姜、蒜、辣椒等辛辣刺激品，忌烟酒。忌油腻性食物及高动物脂肪食物。对于烟、酒及酸、麻、辛辣刺激性食物也要避免；对坚硬、黏滞不易消化食物、韭菜、芹菜等粗糙纤维多，对肠道刺激的食物如粗粮、玉米、糯米等也要禁食。

2. 为什么说胰腺癌病人就餐要规律?

可以肯定的是，胰腺癌的发生跟饮食有密切的关系，因此，胰腺癌病人要注意饮食。经确诊为胰腺癌时,就更应注意膳食。就餐要有规律性,1 日 3～5 餐。不可不停地吃零食,否则会引起胰腺不停地分泌胰液,加重胰腺功能的负担。

3. 胰腺癌病人怎样合理搭配饮食?

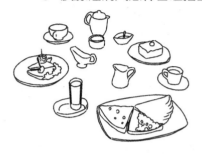

胰腺癌膳食要合理搭配,注意碳水化合物、脂肪和蛋白质的比例,要以碳水化合物为主,脂肪和蛋白质的量要适宜,要食用容易消化的蛋白质,如瘦肉、鸡蛋和鱼,还要采用合理的烹调方法,以煮、炖、熬、蒸、溜、氽等方法,不要用油煎、炸、爆炒等方法,防止胰腺过度的分泌胰腺。

中晚期胰腺癌症状明显,左上腹部疼痛加重,并有明显的消瘦,病人通常经口饮食已不能保证机体的需要,这就要通过静脉营养,才能改善全身的营养状况。中晚期胰腺癌病人要注意给予易消化、吸收的食物,如馒头、发糕、鸡蛋、瘦肉、鸡肉(去骨)、鱼(去刺)、黄瓜、番茄、油菜、菠菜、豆制品等,将这些菜炒熟后,再用捣碎机粉碎,粉碎的适宜颗粒要根据鼻饲管的直径大小来确定,总之宜细不宜粗,防止造瘘管的堵塞。

4. 胰腺癌手术后的病人如何确定饮食?

根据疾病的情况及手术中的情况确定用何种饮食。一般来说,病人术后 3 天内禁食水,通过周围静脉营养和中心静脉营养来维持机体的生理需要。排气后,病人可适当地吃些无油全流食如米汤、果水或蔬菜汁等,刺激胃肠道,待胃肠道逐步适应后,根据病情再改为低脂半流质或低脂普食。

5. 胰腺癌病人需要大量补充营养吗?

营养的补充要合理不可以盲目进行滋补身体,人的身体需要的营养是一定的,若每天都大量饮食营养品,不仅不会给人体带来健康还会给人体的消化器官带来很多的压力。一个好的身体是由饮食开始,因此良好的饮食习惯也是预防疾病的有效措施。一日三餐要合理,荤素搭配,不可暴饮暴食。刺激性食物不要过多的食用,像酒类、咖啡及过甜、过酸、过咸、过热的食物应适量饮用,此类食物食用过多会刺激胃酸分泌,引发胰腺疾病。

6. 胰腺癌晚期病人厌食怎么办?

坚持饭前散步,可以增进食欲。少量多餐,给予浓缩、优质蛋白质及其他必需的营养素。保持进食环境舒适、清洁、安静。在饭前要适当控制恶心和疼痛。可吃一些辛辣调味品或少量饮酒,以增进食欲。出现严重厌食时,可采用鼻饲或胃肠外营养。

7. 胰腺癌的饮食宜忌有哪些?

饮食以清淡、易消化的食物为宜,饮食宜定时、定量,不宜过饱。多食具有抗癌镇痛作用的食物,如海马、鲈鱼、文蛤、螺、核桃、韭菜、苦瓜等。宜多食具有抗感染作用的食物,如刀鱼、牡蛎、野鸭肉、绿豆芽、橄榄、乌梅、苦瓜、绿豆、赤小豆等。多食具有增加免疫功能的食物,如山药、大枣、蘑菇、猴头菇、草菇、黑木耳、银耳、百合、香菇、番茄、白薯、昆布、玉米、胡萝卜等。忌食油腻及高动物脂肪、蛋白质食物。忌食蟹、虾等。慎用牛肉、羊肉等。忌暴饮暴食,忌烟、酒及辛辣等刺激性食物,忌霉变及腌制类食物。不宜食用过硬、黏滞不易消化的食物。

二、 运动指导

1. 胰腺癌手术后病人全身麻醉(全麻)和硬膜外麻醉术后如何护理?

全麻和硬膜外麻醉术后常规去枕平卧 6 小时。如果有恶心、呕吐,要把头转向一边,以免呕吐物误入气道。术后第 1 天可予以半卧位,但胰腺手术病人要避免过早活动,剧烈咳嗽,以免断面术后出血。保留脾脏的病人翻身时应动作缓慢,可做一些必要的床上活动,以避免肺部感染及下肢深静脉血栓形成。

2. 胰腺癌手术后病人全麻和硬膜外麻醉术后可以做哪些活动?

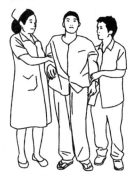

胰腺手术后病人一般在术后第 2 天起,可取半坐卧位,适度活动,进行深呼吸及有效咳嗽,活动四肢关节、协助翻身及轻叩背部,以避免肺部感染及下肢深静脉血栓形成;术后 3～5 天,可在他人扶持下或扶床沿、椅子等站立;术后 6～7 天,在他人扶持下行走,继而可在室内缓慢行走。室外行走要注意预防感冒,活动也要根据身体恢复情况循序渐进,不可过分强求。

三、 用药指导

1. 胰腺癌的药物治疗手段有哪些? 胰腺癌化疗的治疗目的是什么?

目前的药物治疗主要为化疗、靶向药物治疗和中医治疗。

化疗的目的是延长生存期、改善生活质量及提高手术等其他治疗的效果,包括手术后的辅助化疗及针对未接受根治性治疗病人的姑息化疗。近年来,在一些大的胰腺中心,术前以改善手术治疗效果或提高手术切除率为目的的新辅助化疗也有较多的应用。对于胰腺癌,常用化疗药物为吉西他滨或替吉奥为主的方案,如吉西他滨单药,或与氟尿嘧啶、替吉奥、奥沙利铂等联合应用。

辅助化疗注意事项:胰腺癌的辅助化疗应当在根治术 1 个月左右后开始;辅助化疗前准备包括腹部盆腔增强 CT 扫描,胸部正、侧位片,外周血常规、肝肾功能,心电图及肿瘤标志物 CEA、

CA199 等。化疗中,应及时观察并处理化疗相关不良反应。

随着对胰腺癌相关基因、信号通路的研究,靶向治疗已成为治疗胰腺癌的新方法。目前报道的可用于胰腺癌的靶向药物主要有埃洛替尼、西妥昔单抗和贝伐单抗等,但疗效远不尽如人意,仍然需要进一步探索。

2. 胰腺癌病人如何使用药物控制疼痛?

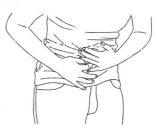

疼痛是胰腺癌最常见的症状之一。首先需要明确疼痛的原因,对于消化道梗阻等急症常需请外科协助。其次要明确疼痛的程度,根据病人的疼痛程度,按时、足量口服鸦片类止痛药。轻度疼痛可口服吲哚美辛、对乙酰氨基酚、阿司匹林等非甾类抗炎药;中度疼痛可在非甾类抗炎药的基础上联合弱吗啡类如可卡因,常用氨芬待因、洛芬待因等,每天 3~4 次;重度疼痛应及时应用口服吗啡,必要时请放射治疗科协助止痛;避免仅肌肉注射哌替啶等。注意及时处理口服止痛药物的不良反应,如恶心、呕吐、便秘、头晕头痛等。

四、护理指导

1. 胰腺癌病人在家的居住环境有哪些要求?

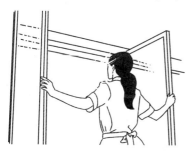

胰腺癌病人居室的环境应清洁干净、空气流通,干燥。因为胰腺癌病人身体虚弱、脾运不佳,若是居室内潮湿容易导致湿邪蓄积在体内,导致胰腺癌的病情加重。另外,胰腺癌病人要养成良好的生活起居习惯,定时起床、进食及活动,避免消极悲观,适时调整自己的情绪,保持积极、乐观的心态。

2. 为什么胰腺癌病人要提高免疫力?

注意提高免疫力。若是病人的体质过差,不能抵抗病菌的再次入侵,就会出现胰腺癌复发的情况。特别是胰腺癌手术后,病人应根据身体的具体情况进行适当锻炼,以增强免疫力,抵抗肿瘤的发展。

3. 胰腺癌病人术后如何做好皮肤护理?

皮肤护理也是术后护理的重要注意事项,若是皮肤护理不当,极易发生感染,加重病情。做好日常翻身、拍背工作,预防压疮。多数胰腺癌病人伴有疼痛不适,且疼痛难忍,影响进食和睡眠,在舒服的时候,病人一定要注意及时补觉,以保持良好的体质。

4. 胰腺癌病人如何做好心理调适?

胰腺癌病人经过手术治疗后,一定要适当调整情绪,保持乐观的心态,并树立能够战胜病魔,早日康复的信心。安定情绪,遇到不愉快或不称心的事,应冷静思考,切忌急躁或暴怒。焦虑、紧张、恐慌、失落等消极负面情绪过多,容易导致病人体内的内分泌失调,影响新陈代谢,降低病人的免疫力,促进癌细胞的生长。病人家属也要时刻注意病人情绪,帮助病人保持良好的心态,进而助益治疗。

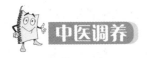

1. 对于腺胰癌,中医是如何认识的?

腺胰癌虽然较不常见,但是因其发展较快,易发生转移,病程较短,而引起人们重视。本病在中医临床多属于“积聚”“黄疸”范畴。在我国,很早就有中医治疗胰腺癌的记载,并且随着医学科技的发展,中医治疗胰腺癌被很多病人所接受。祖国医学认为肝气郁结,气机不畅,故见腹痛、脘腹不适、胀满;肝气犯脾,脾气虚弱,故见食欲缺乏、消瘦、乏力、腹泻;脾虚生湿,湿郁化热,热毒内蓄,则发为黄疸,病程迁延日久,气滞血淤,热毒内结,则见腹块。

2. 胰腺癌的中医治疗优势表现在哪里?

中医治疗胰腺癌有很强的整体观念,中医往往能从病人全身的特点加以考虑,而不只是局限在癌症病灶本身。中医调理能纠正机体的某些失调,去除肿瘤的复发因素,减少转移的机会;其次,中药对健康细胞的伤害比较小,一般不会因治疗本身的原因对体力产生新的破坏,在癌症好转的同时,体力也会逐渐得到恢复,逐步增强免疫力。

中医中药治疗对于促进肿瘤病人术后康复,对放、化疗减毒增效,减轻晚期病人痛苦,改善生存质量,延长生命等均有一定作用和优势。需要特别指出的是,对于较早期的能通过根治性手术获得治愈机会的病人,千万不要由于单纯采用中医药治疗而贻误病情。在确定最终治疗方案前,多方咨询有经验的医师,总结归纳各方面的意见,根据个人的情况慎重选择,是非常重要的。

3. 中医治疗胰腺癌能减轻手术、放疗、化疗的不良反应吗?

手术、放疗、化疗是目前胰腺癌常规治疗的"三板斧",中医药的配合可在减轻不良反应方面产生特殊的疗效,大幅提高病人的存活期及生存质量。胰腺癌病人在手术治疗后如能及时配合中医治疗,扶正固本,改善病人的饮食与睡眠状况,增强病人的体质,那么对防止胰腺癌的复发和转移大有益处。倘若在胰腺癌化疗的同时或在化疗后配合健脾和胃、益气生血、补益肝肾、软坚化瘀等中医药治疗,则可以较好地缓解化疗反应,有助于化疗的顺利进行,有些中药甚至还可以提高化疗的疗效;如果在胰腺癌放疗期间及放疗后配合补益气血等中医治疗,对增加白细胞的数量、增强免疫功能均有较好的效果,从而保证放疗顺利进行。

4. 中医治疗胰腺癌的治疗原则有哪些?

采用中医治疗胰腺癌,应遵循中医辨证施治的原则,根据病人的症状、体征、所采用的西医治疗手段、不同的治疗阶段,以及病人病后的气血盛衰、脏腑功能的阴阳虚实等进行综合分析,再提出相应的治疗方案。

多数胰腺癌病人属于本虚标实的情况,因此在治疗上要扶正培本,抗癌祛邪,具体方法包括补气、养血、补肾填精、健脾益胃等。尤其是中晚期胰腺癌病人或不能手术和放疗、化疗的,这类病人常会出现气滞、血淤、湿聚、痰结等一系列病理变化,身体较为虚弱,中医药治疗可能是最合适的治疗方案,采用扶正、滋阴、补气、补阳、养血、排毒、软坚、祛瘀、解郁等扶正培本中医治疗可缓解症状,延长生存期,提高生存质量。

5. 中医治疗胰腺癌有哪些分型,常用哪些药物?

按照中医的辨证分型特点,大体可以将胰腺癌分为湿热郁阻型、气血瘀滞型、阴虚热毒型和气虚湿阻型 4 种。

(1) 湿热郁阻

主证:脘腹胀闷,时或疼痛,口苦纳呆,身目俱黄,大便秘结或溏薄,小便短赤,消瘦,发热,舌质红,舌苔黄腻,脉象滑数或濡滑。

治法:清热祛湿,利胆解毒。

方药:茵陈蒿汤加减。

随症加减:腹痛较剧者,加川楝子、元胡、莪术;恶心呕吐重者,加竹茹、半夏、陈皮;发热较重者,加板蓝根、滑石;大便溏薄者,生大黄减半量,或改用熟大黄。

(2) 气血瘀滞

主证:腹上区疼痛不已,呈持续性,常累及腰背,平卧痛剧,前弓及屈腿可减轻;胸腹胀满,恶心、呕吐或呃逆,食少纳呆,口干口苦,形体消瘦,腹部可扪及包块;舌质淡红、暗红或青紫,有瘀斑,舌苔薄或微腻,脉象弦细涩。

治法:行气活血,化瘀软坚。

方药:膈下逐瘀汤加减。

随症加减:伴有黄疸者,加茵陈、黄芩、虎杖;胸腹满胀剧者,加瓜蒌皮、木香、大腹皮;疼痛剧烈者,加三棱、五灵脂、蒲黄;食欲缺乏者,加鸡内金、炒谷芽;消化道出血者,加仙鹤草;便秘者,加大黄。

(3)阴虚热毒

主证:低热不退,消瘦神疲,口干,烦躁失眠,食少纳呆,腹部闷痛,大便干,小便黄,或有腹水,舌质鲜红或嫩红或红暗,少津,舌苔少或光,脉象弦细数或虚。

治法:养阴生津,泻火解毒。

方药:一贯煎加减。

随症加减:伴气虚者,加黄芪;血瘀症明显者,加丹参、莪术;腹部胀满者,加八月札、制香附;腹水较多者,加泽泻、马鞭草。

(4)气虚湿阻

主证:乏力消瘦,身目发黄,色泽晦暗,脘腹闷胀,恶呕纳呆,上腹疼痛,大便溏薄,可有下肢水肿或腹水,腹部可触及包块,舌质淡红,或有齿印,舌苔腻,脉象细濡。

治法:益气化湿,健脾软坚。

方药:五苓散加减。

随症加减:体虚明显,贫血者,加人参、熟地、紫河车;腹水明显者,加车前子、黑白丑;食欲缺乏者,加鸡内金、炒谷芽;大便溏稀者,加芡实。

6. 如何合理辨证选择中成药配合治疗?

中医辨证治疗方案如下:①湿热蕴结证。治予清热化湿,辨证选择口服中成药(包括金龙胶囊、华蟾素胶囊、消癌平片等)及中药注射剂(如鸦胆子乳剂、华蟾素注射液、消癌平注射液、艾迪注射

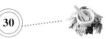

液、苦参素葡萄糖注射液等)和外用制剂(如清热解毒粉、理气通便粉、散结止痛粉外敷、蟾乌凝胶膏外贴)。②气滞湿阻证。治予健脾理气化湿,辨证选择口服中成药(包括金龙胶囊、华蟾素胶囊、养正消积胶囊、消癌平片等)及中药注射剂(包括鸦胆子乳剂、华蟾素注射液、消癌平注射液、苦参素葡萄糖注射液等)和外用制剂(清热解毒粉、攻下逐水粉、理气通便粉、散结止痛粉外敷、蟾乌凝胶膏外贴)。③阴虚内热证。治予养阴清热,辨证选择口服中成药(包括华蟾素胶囊、消癌平片等)及中药注射剂(包括华蟾素注射液、消癌平注射液、艾迪注射液、黄芪注射液、苦参素葡萄糖注射液等)和外用制剂(如清热解毒粉、理气通便粉、散结止痛粉外敷、蟾乌凝胶膏外贴)。④气血亏虚证。治予益气补血,代表方药为八珍汤或归脾汤等。

7. 伴有阻塞性黄疸的胰腺癌病人可以单纯应用中药治疗吗?

阻塞性黄疸病人应用单纯中药治疗效果差,应该先行经皮经肝穿刺胆道引流及胆道内支架植入术和经口十二指肠胆管支架植入术,解除黄疸后再应用中医调治。

8. 可以用于胰腺癌的中药外敷粉剂有哪些? 如何使用?

清热解毒粉:半枝莲、蒲公英、红藤、地丁草、白花蛇舌草等。

散结止痛粉:乳香、没药、蒲黄、五灵脂、石打穿、露蜂房等。

攻下逐水粉:车前子、泽泻、甘遂、芫花、牵牛子等。

理气通便粉:大腹皮、香附、槟榔、芒硝、生大黄等。

以上药粉根据病人病情需要,蜜调外敷腹部,2天1次。

9. 胰腺癌病人腹痛、腹胀、便秘,如何选择穴位按摩辅助治疗?

恶心、呕吐者,可选用足三里、中渚、内关、中脘;黄疸明显者,可选用至阳、腕骨、足三里、中渚、大陵;疼痛较甚者,可选天突、章门、中脘、涌泉。也可以隔姜灸足三里、神阙穴、中脘穴;行推揉中脘、天枢、大肠俞、肝俞等;理气顺气中药贴敷神阙穴;温服草果水或松节油湿热敷腹部;食盐 500 g 加葱白数段炒热,温度 40～50℃,熨腹部,每天 1 次,每次 30 分钟。

10. 胰腺癌病人食欲缺乏、呕吐可以选择哪些穴位?

耳穴埋豆:胃、神门、交感、内分泌等穴;隔姜灸中脘穴、内关穴、足三里穴、合谷穴等;根据证型给予中药封包、TDP 治疗仪等治疗;如呕吐严重,可反复指压内关、合谷、中脘穴缓解呕吐;服药或进食前可在舌根滴数滴生姜汁减轻呕吐症状。

伴有腹泻,可以隔姜灸中脘穴、神阙穴、足三里穴;2/3 吴茱萸粉和 1/3 胡椒粉混合,热水调成糊状贴敷神阙穴,每天 2 次,每次 4～6 小时。

11. 胰腺癌病人可以选择哪些食疗食物?

病人可在进行药物治疗的同时,配合食疗可以取得最佳治疗效果,减少不良反应和耐药性的发生。为此,病人可酌情选用以下食疗套餐。

(1)胰脏熟食法:选猪、牛、羊胰脏,每天 1 只(约 250 g),煮熟食用。

(2)牛奶怀山药糊:鲜牛奶 250 ml,怀山药粉 50 g,白糖 30 g,煮成稠状,每天 1～2 次。

(3)茅根竹蔗水:白茅根 90 g,生甘蔗 60 g,共煎汤代茶饮用,每天数次。

(4)鳖肉猪肝片:鳖肉、猪肝煮熟刃片,佐餐食用,每天 2～3 次。

12. 胰腺癌病人可以选择哪些粥类食物?

胰腺癌病人饮食需以高维生素、适量蛋白、低脂肪、易消化食物为主,因此粥类是很好的选择,下面介绍几种常用的粥类食物。

(1)茵陈附子粥

组成:茵陈 20 g,制附子 10 g,生姜 15 g,甘草 10 g,红枣 5～10 枚,粳米 100 g,红糖适量。

用法:制附子、茵陈、甘草先煎约 1.5 小时,去渣取汁,再入粳米、红枣、生姜(切片)共煮粥,粥成调入红糖,稍煮。分次服食。

(2) 山栀粥

组成:山栀、鸡骨草、田基黄各 30 g,粳米 50 g。

用法:先煎前 3 味药,去渣取汁,入粳米煮作粥。分次食用。

(3) 枸杞木耳粥

组成:枸杞子 20 g,黑木耳 10 g,黑料豆、佛手各 20 g,粳米 100 g,冰糖适量,蜂蜜少许。

用法:先将木耳用水浸泡后与佛手一同切碎,粳米、料豆先煮成稀粥,粥熟半成时加枸杞子,将熟时,下木耳、佛手,充分搅匀后再煮片刻。分次口服。

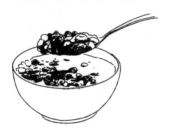

(4) 扁豆莲肉粥

组成:白扁豆 30 g,莲肉 20 g,薏米 40 g,粳米 50 g,红枣 10 枚,陈皮 10 g。

用法:以上 6 味可同时下入砂锅内,加入适量水,煮成稀粥。分次服食。

(5) 荠菜豆腐羹

组成:佛甲草 120 g,荠菜 180 g,豆腐 200 g,净芦笋 28 g,黄豆芽汤 750 g,调料适量。

用法:佛甲草切段,装入纱布袋,加水适量,煎煮药汁,留用。炒锅烧热,加入黄豆芽汁、药汁、豆腐丁、芦笋片和盐,烧沸,放入荠菜,烧沸,加入味精、熟花生油,出锅即可。分 3 次服用。

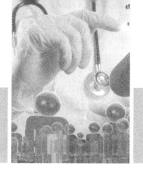

第三章
乳 腺 癌

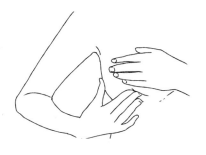

乳腺癌是指乳腺导管上皮细胞在各种内外致癌因素的作用下,细胞失去正常特性而异常增生,以致超过自我修复的限度而发生癌变的疾病。临床以乳腺肿块为主要临床表现。初产年龄在35岁以上女性患乳腺癌的危险性高于35岁以下者,因此,建议年轻女性应该保持一种健康的生活方式,包括健康饮食,保持乐观情绪,有小孩的妇女提倡母乳喂养等;定期进行乳房自检,20岁以后每月检查1次,如发现包块、结节需到医院检查,这对乳腺癌的预防和早期发现、早期治疗很有帮助。每次沐浴时,应对乳头及乳晕专门清洁,对先天性乳头凹陷的女性尤为重要,然后以乳头为中心,对乳房做旋转式按摩,刺激血液循环。

当明确诊断为乳腺癌,且符合手术指征或符合术后辅助化疗或行乳腺癌根治术或改良根治术后具有放疗指征时,需入院进行治疗。出院后需合理安排饮食,进行上肢的康复训练,调适好心态,这样才能活得精彩。

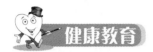

一、饮食指导

1. 乳腺癌饮食的基本原则是什么?

乳腺癌饮食的基本原则可以概括为"少食多餐,少陈多鲜,少肉多素,少硬多软,少油多汤,少盐多淡"。具体来说,饮食有节,要定时、定量进食。不要暴饮暴食、偏食,要有计划地摄入营养和热量。提倡低脂肪、低胆固醇、优质蛋白质饮食,如可吃瘦肉、鸡蛋、酸奶,少吃盐腌、烟熏、火烤、烤焦焦化食物。米面不宜过精,适当多吃粗粮,如玉米、豆类等杂粮。高纤维的饮食对乳腺癌病人是有利的。还要多吃富含维生素 A、维生素 C 的蔬菜和水果,如鲜猕猴桃、胡萝卜等。常吃有抑制癌细胞的食物如卷心菜、芥菜、蘑菇等;干果类食物如芝麻、南瓜子、花生等富含多种维生素及微量元素、纤维素、蛋白质和不饱和脂肪酸。要以膳食为主,补品为辅。合理进补提高免疫力的食品。另外,不宜食辛辣及刺激性食品,戒烟酒,禁食霉变、变质的食物。

2. 乳腺癌化疗后病人如何安排饮食?

乳腺癌病人身体一般比较虚弱,化疗期间要合理安排饮食与化疗的时间。化疗当天,饮食应清淡可口;经静脉化疗时需空腹进行,因此应在化疗前 3 小时进食,此时食物已经基本消化排空,化疗结束后晚餐时间适当延后,减少恶心、呕吐的症状。口服化疗药物时,饭后半小时服用较好。出现呕吐时,可含用生姜片,对于止吐有一定帮助。

3. 乳腺癌术后病人饮食原则是什么?

在术后早期,饮食调养可以给予益气养血、理气散结之品,巩固疗效,促进身体康复。如薏苡仁、菠菜、丝瓜、海带、泥鳅、鲫鱼、山楂等。术后放疗期间,宜食用甘凉滋润之品,如枇杷、梨、香蕉、莲藕、胡萝卜、海蜇等。术后化疗期间,因为容易出现消化道反应及骨髓抑制现象,可多食

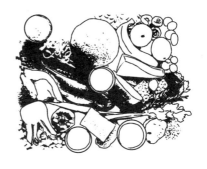

和胃降逆、益气养血之品,如鲜姜汁、甘蔗汁、鲜果汁、番茄、粳米、白扁豆、灵芝、黑木耳等。

除上述食品外,术后还应该多食营养丰富的食物及新鲜蔬菜和水果,适当减少肥肉、乳酪、奶油等脂肪的摄入,忌食辛辣之品,如辣椒、胡椒、大蒜、大葱、洋葱、芥末、韭菜等,以免助火生痰。

4. 听说海藻类食物可防止乳腺癌的发生,是这样的吗?

海藻类食物能调节和平衡血液的酸碱度,从而起到一定的防癌作用。此外,海藻类食物有清热解毒、软坚散结的作用,这与中医理论防治乳腺癌的观点相一致。

二、 运动指导

1. 乳腺癌手术病人进行康复训练时,可以选用哪些运动?

功能锻炼持续时间应在 6 个月以上,前 3 个月尤为重要。出院后,病人可重复扶墙抬高上肢的运动,可使上肢及肩关节的活动范围逐渐恢复正常。为了进一步使各项动作协调、自然、轻松,还可以进行以下几项功能锻炼。

(1)上肢旋转运动:将一侧上肢自身体前方逐渐抬高患肢至最高点,再从身体外侧逐渐恢复原位。注意上肢高举是要尽量伸直,避免弯曲,动作应连贯,也可以从反方向进行锻炼。

(2)上肢后伸运动:病人上肢自然下垂,用力向后面摆动上

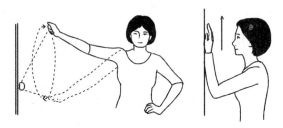

肢,再恢复原位,反复进行。病人应保持抬头挺胸。

（3）拉绳运动:病人双手握住系在头部以上高度的杆子或挂钩上绳子的两端,双手轮流拉动两边绳端,使一边手臂抬高,患侧手臂抬高到被牵拉或疼痛为止,逐渐缩短绳子,直到患侧手臂抬高到额头。

（4）摸高运动:面壁而立,尽力用手摸及墙壁的某一高度,做下标记。这样,可使上肢皮肤因牵拉而变得松弛,预防上肢水肿发生,促使水肿消退。

此外,一些基本的锻炼方法常用以恢复手臂及肩部功能,若病人对常规锻炼感到厌倦,可以用其他方法代替,如扫地、洗碗、晒衣服、擦窗户等,这样可体会到锻炼的好处,同时也会感到是在完成某项工作。

以上锻炼要求每天锻炼 1～3 次,每次 15～20 分钟。按时、准确进行功能锻炼,是使病人上肢功能恢复的重要保证。锻炼中,既要防止动作过大、过猛影响伤口愈合,又要注意动作不能过小,以免影响训练效果。最好设计一个计划表,记录每天的锻炼情况,逐步增加锻炼动作及活动量。增加动作时不增加量,加量时不加动作,循序渐进,争取患侧上肢功能尽快恢复,最终达到功能锻炼的达标要求。应注意避免过度疲劳,以运动出汗,轻度呼吸加快,但不影响对话,晨起时感觉舒适,无持续的疲劳感和其他不适感为度。

2. 如何活动手臂预防乳腺癌术后上肢水肿?

手术后乳腺癌病人的手臂会肿胀及活动障碍,而放疗会增加手臂水肿的可能,水肿会在术后几个月至几年内出现。有效的解决办法是及早进行体育疗法,做患臂爬墙等伸展运动,伸展至痛的临界点。只要如此坚持几周,皮肤的活动性可得到很大改善。

同时,为预防上肢水肿,建议不要做手提或肩挑重物等需要手臂肌肉剧烈运动的活动。平时仍应经常活动手臂,也可做家务活或适当的工作。尽量将手臂置于高于心脏的位置上,譬如用几个枕头将手臂垫高,但要注意,要将整个手臂支撑起来,而不要单撑下臂。平时尽可能将手放在上衣或裙子的口袋里,这样可放松双肩、手臂等各部位的肌肉。需要将包挎在肩上时,应挎在健侧。感到肩部疼痛的妇女,应避免用肩挎包。平时衣服的袖孔不要太紧,乳罩的带子也不要紧得嵌进肩里,必要时,可将带子加宽或加一衬垫。

在戴戒指、手镯、手表时,应尽量宽松些,不要让它们嵌进皮肤。还要注意避免手臂直接受热,譬如热水浴、用很热的水洗碟子、长时间的熨烫、长时间的日光浴等。当手臂血液循环放慢后,在手臂上,尤其是手上的皮肤稍有破伤,如割破、裂开、烫伤、被荆棘划伤等,就较难愈合。必要时,可戴工作手套。如果手或臂上负了小伤后,应及时采取消毒措施,如用碘溶液消毒,若手头没有消毒液,用纯酒精也可。为避免不必要的伤口,通常应在健侧抽血、注射和输液。腋窝下淋巴结区域不要进行皮下注射或针刺治疗。也就是说,患侧上肢尽量不要注射药物,否则会增加这些部位充血的可能性。另外,为防止充血的危险,最好测量血压时也要在健侧手臂进行。

只要坚持不懈地实施这些措施,就会达到满意的效果。尽管水肿的倾向仍始终存在,只要坚持正确的锻炼和适当地注意手臂的休息,可使 70%～80% 的水肿手臂恢复原样。进一步的治疗方法是手臂上戴有弹性的绷带。如果这些措施都不起作用,需要用机械消充血按摩法。要慎用减轻水肿的药物。

三、用药指导

1. 哪些病人首选内分泌治疗?

ER 阳性/HER‑2 阴性进展期乳腺癌病人对内分泌治疗敏感,治疗获益大,因此,推荐首选内分泌治疗。根据治疗的反应和病人的情况,可以进行 2～3 线的内分泌治疗。

2. 选择内分泌治疗药物时,有哪些注意事项?

进展期乳腺癌病人选择内分泌治疗的药物时,一定要考虑病人在辅助内分泌治疗阶段使用的内分泌药物的治疗时间和耐药情况。但是,对于存在内脏危象、症状严重、明确存在内分泌治疗耐药的病人,如果其在内分泌治疗阶段出现疾病进展,可以首选化疗,以便快速减轻或缓解临床症状,控制肿瘤发展,改善生活质量。

3. 靶向治疗药物的特点是什么?

靶向治疗药物的特点是高效、低毒、病人的耐受性好,能选择性地杀死肿瘤细胞,而对正常组织的影响较小,如曲妥珠单抗、拉帕替尼、帕妥珠单抗等。这些药物应用的一般原则是:病人尽可能早地接受抗 HER‑2 的治疗,除非有禁忌证。

4. 绝经后的病人如何选择药物进行治疗?

线内分泌治疗可以选择芳香化酶抑制剂、氟维司群、他莫昔芬或托瑞米芬。通常会优先选择芳香化酶抑制剂,存在芳香化酶抑制剂治疗禁忌证、曾行芳香化酶抑制剂辅助内分泌治疗且无病生存时间短或因经济原因不能接受芳香化酶抑制剂治疗的病人,可考虑给予他莫昔芬或托瑞米芬。

绝经前病人通常采用他莫昔芬,如果病人辅助阶段应用过他莫昔芬,也可以考虑卵巢功能完全抑制(包括药物性卵巢功能抑制),去势后加用芳香化酶抑制剂。这里要强调的是:对 45 岁以下、未绝经的病人,在给予药物性卵巢功能抑制加用芳香化酶抑制剂时要慎重,要检测激素水平(雌二醇和尿促卵泡素);因为如果卵巢功能不能被完全抑制,该疗法的效果不佳。

四、护理指导

1. 乳腺癌术后病人治疗结束后该怎么办?

乳腺癌术后病人一方面要加强营养,以高蛋白、高热量高维生素食物为宜,对激素受体阳性的病人,避免进食富含动物激素食品、胎盘及女性保健品及蜂王浆制品;合理安排活动,如散步、游泳及打太极拳,也可适当家务或社会工作;化疗期间按医师要求每周复查血常规 1～2 次,如有异常及时就诊,如白细胞降到 1 000/L 以下,病人须预防感染,做好自身的口腔卫生,不吃生冷食物,并就医予升白细胞药物治疗,如合并发热须加用抗生素治疗。如血小板降到最低,注意减少活动以免碰擦出血,并观察有无牙龈及鼻腔出血现象。化疗结束后,每 3 个月复查 1 次;2 年后,每半年随访 1 次;指导病人对健侧乳腺每周自查 1 次。

2. 如何帮助乳腺癌术后病人进行心理调适?

由于体形的改变,病人术后可能会产生很重的精神负担。大多人认为癌症是不治之症,常有抑郁、焦虑、悲观、失望等情绪。由于存在不良心理,使病人生活质量下降,对治疗十分不利。因此,在病人入院时就对其进行有目的、有针对性的指导,解除其心理障碍,使其配合治疗。

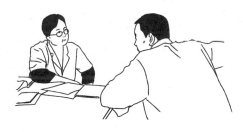

创造良好的治疗环境,倡导人性化服务,多与病人交谈,根据病情发展的不同阶段采取有针对性的心理护理,尊重、关心病人,使其有被重视的感觉,并能清楚地认识到良好的心理对疾病的转归起着重要作用。

了解其社会与家庭背景:与家属多沟通,重视发挥亲属、亲友的作用,争取他们的支持。

帮助病人正确认识疾病:根据病人的文化层次,分层次、有针对性地介绍疾病发展过程及治疗目的和配合事项,讲解肿瘤发展的过程,消除病人对肿瘤知识了解不足引起的恐惧、焦虑等心理,使病人处于积极合作的心理状态。

3. 对于置 PICC 导管的病人需要多久维护1次?

出院后,每周到医院维护 1 次,并做好导管的日常自我管理,如遇到导管局部疼痛或穿刺部位红肿或发热及时就诊。必要时,按医师要求做血培养加用抗生素并行导管细菌培养。

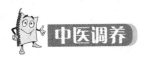
中医调养

1. 对于乳腺癌中医是如何认识的?

"乳腺癌"是现代医学依据病理诊断结果所得的病名,其常用名称除了"乳岩"外,还有"乳石痈""奶岩""石榴翻花""石奶"等。它是由于机体为七情所伤,引起体内气血失调、脏腑功能紊乱,导致邪毒内蕴、气滞血瘀、痰浊交结、滞于乳中所成,其发病与肝、脾、肾三脏长期的功能失调密切相关,情志不畅、饮食不节等均是该病发生的重要因素。以乳腺肿块为主要表现,晚期可见累累如堆栗,坚硬如岩。因此,治疗上应遵循扶正祛邪的基本原则,注重从肝、脾、肾三脏出发辨证论治,扶正祛邪并用,标本兼治。

2. 中医药治疗乳腺癌的优势有哪些?

和西医相比,中医治疗乳腺癌的优势在于提高机体免疫功能,减少放、化疗不良反应,提高放、化疗敏感性,目的在于去除病根,缓解病人疼痛。倘若在乳腺癌化疗的同时或在化疗后配合健脾和胃、益气生血、补益肝肾、软坚化瘀等中医药治疗,则可以较好地缓解化疗反应,有助于化疗的顺利进行;如果在乳腺癌放疗期间及放疗后配合补益气血等中医治疗,对增加白细胞的数量、增强免疫功能均有较好的效果,从而保证放疗顺利进行。无论是扶正培本、活血化瘀,还是清热解毒、化痰祛湿等中药都有很好的抗肿瘤作用。对体质虚弱,不宜行放、化疗或手术治疗的乳腺癌病人,以及放、化疗间歇期病人可以达到有效地控制肿瘤、防止复发转移的目的,且应用简便,不良反应轻微。

中医强调因人、因病、因时治疗。以辨证论治为原则,对机体各功能状态均有较好的调节作用。如调节免疫功能,增强机体抵抗力;改善血液高凝状态;调节体液平衡及内分泌功能;改善骨髓造血功能;抗感染作用;调整结缔组织代谢,减轻放疗导致的组织纤维化等。

乳腺癌治疗无论是术前还是术后,或放、化疗期间或间隙期,或早期或晚期都可应用中医中药治疗。中医治疗乳腺癌中药材来源丰富,经济方便,可内服、外用,亦可做成丸、散、膏、酊等各种剂型,可根据病人的具体情况灵活运用。

3. 中医对于乳腺癌如何辨证施治?

根据中医的辨证分型特点,大致可以将乳腺癌分为气滞痰凝证、冲任失调证、毒热蕴结证、气血两虚证、气阴两虚证和瘀毒互结证6种。

(1)气滞痰凝证

症状:乳房肿块胀痛,两胁作胀,心烦易怒。或口苦,头晕目眩。舌苔薄白或薄黄。

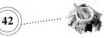

治法:疏肝理气,化痰散结。

方药:海藻玉壶汤加减。

(2)冲任失调证

症状:乳房肿块胀痛,两胁作胀,头晕目眩。或月经失调,腰腿酸软,五心烦热,目涩,口干。舌质红,苔少有裂纹。

治法:调理冲任,滋补肝肾。

方药:逍遥散合左归饮加减。

(3)毒热蕴结证

症状:乳房肿块迅速增大,疼痛或红肿甚至溃烂翻花,分泌物臭秽等,或发热,心烦,口干,便秘。舌质暗红,舌苔黄白或黄厚腻。

治法:清热解毒、消肿溃坚。

方药:仙方活命饮加减。

(4)气血两虚证

症状:疲倦乏力,精神不振,食欲缺乏,失眠多梦,口干少津,二便失调。舌淡,苔薄白。

治法:益气养血,健脾补肾。

方药:八珍汤加减。

(5)气阴两虚证

症状:乏力、口干苦、喜饮,纳差,乏力,腰腿酸软,五心烦热。舌质干红,少苔或薄苔。

治法:益气养阴,兼以解毒。

方药:沙参麦冬汤加减。

(6)瘀毒互结证

症状:肿瘤增长迅速,神疲乏力,纳差消瘦,面色晦暗。或伴有疼痛,多为刺痛或胀痛,痛有定处。或伴有乳房肿物坚韧,若溃破则腐肉色败不鲜。舌淡或淡暗,苔白。

治法:益气化瘀解毒。

方药:桃红四物汤加减。

4. 乳腺癌术后围化疗期的中医治疗原则有哪些？

化疗药物杀灭癌细胞的同时,也不可避免地对人体的正常细胞产生毒性作用,导致血液系统、消化系统毒性、神经毒性及肝、肾功能损伤等。中医学认为,这是对人体气血、津液、脏腑功能产生损害所致。肾为先天之本,藏精生髓;脾为后天之本,是气血生化之源。精血同源,肝肾旺盛,则精气充沛,生血旺盛,治疗应以补益气血,滋补肝肾,健脾和胃为原则,从气血、脾胃、肝肾等方面着手防治,并依照辨证论治的原则拟订了健脾和胃益气,温肾壮阳,滋阴补血,活血化瘀等法。

5. 乳腺癌术后围放疗期的中医治疗原则有哪些？

由于放射线的辐射电离破坏对肿瘤细胞与正常组织无选择性,因而可引起一系列全身和局部毒副反应。中医药与放射治疗相结合的目的和作用包括3个方面:一是防治放射治疗引起的不良反应及后遗症;二是发挥中医药的放射增敏作用;三是在放射治疗后,中医药巩固治疗以减少复发及转移,提高远期疗效。乳腺癌病人接受放疗后,外来热毒过盛,容易造成气血不和,津液受损,肾气亏虚,肝肾不足,天癸枯竭,冲任失调,出现气阴两虚,脏腑功能下降。治疗应以养阴生血,扶正祛邪为主。

6. 乳腺癌随访期的中医辨证论治原则有哪些？

随访期是指手术至术后5年这段时期。由于大多数病人在此期间行内分泌治疗,口服他莫昔芬等药物,从而出现一系列类更年期综合征的症状,如月经失调,心烦易怒,潮热多汗,胸闷神疲,心情抑郁等,影响了生活质量。中医中药介入治疗,能有效减轻病人的不适症状,提高生活质量。在随访期,应从整体出发,根据不同临床证候,扶正为主,祛邪为辅,辨证论治,调整病人机体阴阳、气血、脏腑功能。"扶正为主,祛邪为辅",扶正应重脾胃。

7. 常用治疗乳腺癌的中成药有哪些？

(1) 贞芪扶正胶囊:本药含有女贞子、黄芪,因此补气养阴,用于久病虚损,气阴不足。配合手术、放射治疗、化学治疗,促进正常功能的恢复,主要用于乳腺癌化疗气滞血瘀证的辅助治疗。其不良反应尚不明确,但在服药前后 1 个小时左右后不要饮用茶、咖啡、牛奶等饮品,可以喝水。其治疗乳腺癌时使用剂量为每天 3 次,每次 5 粒。

（2）平消胶囊:用于乳腺癌化疗、放疗肝郁气滞证的辅助治疗。

8. 乳腺癌出现上肢淋巴水肿时怎样用中医外治法治疗?

如果乳腺癌出现上肢淋巴水肿,可以用中药联合理疗治疗。中药:柴胡、郁金、路路通、当归、鸡血藤、络石藤、海风藤、车前子、水蛭,水煎内服兼外洗,每天 1 剂。另外配合中医按摩治疗,首先按摩淋巴水肿肢体附近的正常功能的淋巴管以改善淋巴回流,然后反复按摩水肿肢体,从远心端到近心端方向进行向心性按摩。还可以采用气压式血液循环驱动治疗仪,将可充气的袖套置于水肿肢体,间断地充气,使水肿液向心流动,每次治疗 15 分钟,每天 1 次。

9. 乳腺癌病人出现外周神经病变时,如何用中药泡洗治疗?

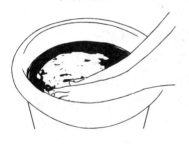

中药泡洗治疗可以用生黄芪、当归、红花、黑附片、川乌、鸡血藤、络石藤、海风藤、路路通等,装入布袋中加水 2 000 ml,煎煮 30 分钟,晾至适宜温度(水温 35～40℃),泡洗双手、双足,每次 30 分钟,每天早、晚各 1 次。

10. 怎样用中药外敷治疗乳腺癌病人恶性胸腔积液?

可以用生黄芪 60 g,牵牛子、猪苓各 20 g,桂枝 14 g,莪术 30 g,桃仁 10 g,薏苡仁 60 g 等。水煮 2 次,浓缩后酌加冰片少许及赋形剂。外涂患侧胸壁,外敷保鲜膜保持湿润,每 24 小时换药

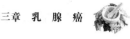

1 次,两次之间间隔 2～4 小时。

11. 针灸如何治疗乳腺癌病人放化疗后的不良反应?

针刺治疗恶心、呕吐病人, 取穴:双侧内关、足三里、太冲及 中脘,呕吐特别严重者,加经外 奇穴"止吐穴"(掌面腕横纹正中 下 0.5 寸)。手法:病人取仰卧 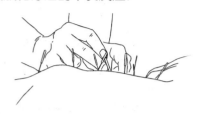 位,穴位常规消毒后用 25～40 mm 毫针,快速刺入皮下,足三里针 刺 1.5～2.0 cm,内关穴针刺 0.5 cm,中脘穴针刺 1.0 cm,太冲穴 平刺 1.0 cm,至"得气"后,双侧内关穴同时施快速轻提轻插手法 10～15 次,在反复提插过程中,嘱病人深呼吸 2～3 次;足三里、中 脘、太冲穴施以平补平泻手法;止吐穴针尖刺向中指端(体呈 15～ 30°角),大幅度捻转强刺激。留针 30～60 分钟,每隔 10 分钟行针 1 次,每天治疗 1～2 次,5 天为 1 个疗程。

对于白细胞减少症可以用隔姜灸治疗。取穴:大椎、脾俞、膈 俞、胃俞、肾俞。操作方法:施灸腧穴部位涂少量凡士林,取鲜姜 1 片(当中刺数孔),置于应灸腧穴部位,其上置艾柱,点燃,施灸 3～ 5 壮。观察局部皮肤红晕而不起泡为度,防止艾灰脱落烫伤病人。 灸毕,用镊子取出艾柱,姜片放于弯盘中,清解局部皮肤。

确诊为焦虑抑郁状态的肿瘤病人,针灸取穴:肺俞、心俞、膈 俞、肝俞、脾俞、肾俞。手法:将针向脊柱方向斜刺 0.5 寸,捻转至 病人产生酸麻胀感为度。留针 30 分钟,每周 5 次,根据辨证论治, 可随症加减适当穴位。

12. 乳腺癌病人化疗期间应如何进行饮食调养?

肿瘤化疗常可以引起恶心、呕吐等消化道反应,因此化疗时要 合理安排饮食。

(1) 化疗前:均衡饮食,每天饮食中包含谷薯类(米饭、面食)、 蔬菜、水果类(600～800 g)、肉禽蛋类(瘦肉或鸡肉或鱼肉约

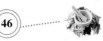

50～100 g,鸡蛋 1 只)、奶及豆制品类(牛奶 1 袋,豆制品 50～100 g),以及油脂类(约 25 g)五大类食物。每天 4～5 餐,加餐以水果为主。

化疗前 1 天吃低脂肪、高碳水化合物、高维生素和矿物质的饮食。选择食物如米饭、面食、鱼肉、鸡肉、鸡蛋、瘦肉、豆腐、蔬菜、水果等。

(2) 化疗中:化疗期间,由于药物在杀伤肿瘤细胞的同时,难免会使正常的细胞受到一定损害,产生相应的不良反应,如免疫功能下降、白细胞减少、消化道黏膜溃疡、脱发等。此时,病人宜补充高蛋白质食品,如奶类、瘦肉、鱼、动物肝脏等,河蟹、黄鳝、黑鱼、牛肉等也有助于升高白细胞。如出现食欲缺乏、消化不良,可增加健脾开胃食品,如山楂、白扁豆、萝卜、陈皮等。

化疗开始的 24 小时内尽量不要吃自己平时喜欢吃的食物,因为这样会影响以后你对这种食物的感觉。饮食要求为低脂肪、高碳水化合物、少量优质蛋白质等。每天饮食以谷类、蔬菜、水果为主,配以容易消化的鸡肉、鱼肉和鸡蛋等,可以适当补充蛋白质粉(大豆或蛋清)。少油。如果治疗反应较重,饮食以流质为主。可用菜汤、米汤、果汁及一些要素饮食。嚼生姜有一定的止呕作用。可服用滋阴健脾粥:把百合、莲子各 20 g,山药、薏苡仁各 50 g,粳米 60 g,加水煮粥,用于缓解化疗期间食欲不振、口干、乏力等症状。

(3) 化疗后:化疗后身体较虚弱,宜选择营养丰富且易于消化的食物,如软饭、稀饭、面包、馒头、包子、鱼肉、鸡蛋、鸡肉、煲汤、土豆、香蕉等。少吃多餐。可以用姜来刺激食欲。用酸奶替代牛奶,以免腹部胀气。可食用大枣龙眼枸杞子粥:具有健脾补肾、填髓生血的功效,适合化疗后血象减少的病人。制作方法是把大枣 10 枚,龙眼肉、枸杞子各 15 g,薏苡仁 100 g,冰糖 10 g,加水煮粥。

第四章

胃　癌

大多数胃癌病人早期表现为消化不良症状，进食后上腹部出现短暂、轻微的发胀、厌食、食量减少或上腹部不适感等。随着病情的进展，胃部症状渐转明显，出现上腹部疼痛、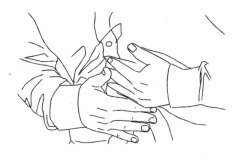食欲缺乏、消瘦、体重减轻和贫血等。后期常有癌肿转移、出现腹部肿块、左锁骨上淋巴结肿大、黑便、腹水及严重营养不良等。胃癌治疗结束后，术后 1 年需复查胃镜，术后 1 年内每 3 个月复查 1 次，2 年内3～6 个月复查 1 次，2 年后每半年到 1 年复查，之后每年复查 CT 或磁共振检查。

出院后，需养成良好的饮食习惯，注意饮食卫生，不吃生、冷、坚硬食物，进食高蛋白、高维生素、易消化饮食；注意保暖，避免受凉，避免去人多的公共场所，防止交叉感染（必要时戴口罩）；保持心情舒畅，定期来院化疗或复查。

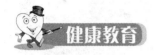

一、饮食指导

1. 出院后胃癌病人的饮食原则是什么？

胃癌病人胃大部或全胃切除后，既应该注意营养的补充，同时还必须结合病人自身对饮食耐受情况，视胃容量酌情予以调整进食量及种类。对于较粗糙不易消化的食物，应细嚼慢咽；如要进食汤类或饮料，应注意干稀分开，并尽量在餐前或餐后30分钟进食汤类，以预防食物过快排出影响消化、吸收；进食时可采取平卧位，或进餐后侧卧位休息以延长食物的排空时间，使其完全消化吸收。

避免摄入甜食，应以淀粉类食物为主；应补充高蛋白饮食，选择易消化、必需氨基酸种类齐全的食物，如鸡蛋、鱼、虾、瘦肉、豆制品等；适当选用动物肝脏、新鲜蔬菜等，以此提高各种维生素、矿物质的获取量。

胃癌病人须戒除酒、烟，避免高钠盐及腌制食物、辛辣刺激食物，过硬、过冷、过酸、过热的食物，以及油煎炸食物等。

2. 胃癌手术后需要禁止饮食和饮水吗？

在胃切除术后，通常应禁食禁饮，24～48小时后一般情况良好，肠蠕动恢复，肛门排气，才可给予少量的温开水或葡萄糖饮料。如无不适，次日可给少量清淡流食，如米汤、菜汤、稀藕粉、淡果子水等，但不能吃蔗糖、牛奶及豆浆等，因为这些食物可产生腹胀。若进食后有恶心、腹胀等不适，则应减少或停止饮食。待症状消失之后，病情好转，再开始进食。

3. 为什么说胃切除后的恢复饮食十分重要？

胃切除后的恢复饮食十分重要，既要弥补术前疾病的慢性消耗,又要填补手术创伤的损失。因此应在较长时间内采用 5 次饭,保证有足够的营养、高蛋白、高维生素和维生素 A、维生素 B、维生素 C 含量充足的食物,以促进创伤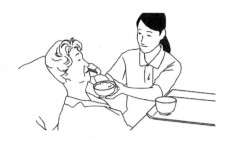
的修复,如蛋类、乳类及其制品、瘦肉类、豆腐、豆浆等豆制品、鲜嫩的蔬菜及成熟的水果等。避免吃刺激性强和不易消化的食物,如辣椒、芹菜、酒、咖啡、浓茶和含粗纤维多的芹菜、韭菜等。

4. 胃切除后什么情况下可以恢复正常普通饮食?

病人要待手术创伤及虚弱的身体完全康复后,再逐渐过渡到正常普通饮食。由于胃切除后,容积明显减少,食物营养素的吸收受到了影响,所以每天膳食中注意适量增加维生素 D 含量多的食物,如动物的内脏及胡萝卜等,以防止手术后的骨软化病。另外,吃饭后不要急于下床活动,应卧床休息,不要吃高糖饮食,防止倾倒综合征。

5. 胃切除术后出现缺铁性贫血,如何补充营养?

胃切除术后,最常见的并发症是缺铁性贫血、维生素 B 族缺乏,因此可适当食用瘦肉、鱼、虾、动物血、动物肝、蛋黄、豆制品及大枣、绿叶菜、芝麻酱等富含蛋白质与铁质的食品,防止贫血。

6. 胃癌病人如何避免钙的吸收减少?

一些蔬菜和菠菜、苋菜、蕹菜等所含的草酸均影响钙的吸收,对含草酸高的蔬菜可先在沸水中焯一下,使部分草酸先溶于水、滤去水再炒食。注意在面粉、玉米粉、豆粉中加发酵剂,并延长发酵时间,可使植酸水解,游离钙增加,使钙容易吸收。

7. 胃癌术后 10 天内的胃癌术后病人的饮食如何安排?

胃癌术后饮食以高蛋白、高维生素的食物为主:蛋类、乳类、瘦肉类、鲜嫩的蔬菜及成熟的水果等。饮食安排中每天应注意增加维生素 D 含量多的食物,如动物的内脏、胡萝卜等,以防止手术后的骨软化病。多吃蔬菜、水果,补充维生素。饭后不要急于下床活动,饭后不宜吃高糖饮食,防止倾倒综合征。

术后第 3 天,可给予少量的淡流质饮食,如米汤、菜汤、藕粉、果汁等,但不能吃蔗糖、牛奶、豆浆等,容易引起腹胀;第 5 天可选择大米粥、碎肉番茄汁烩豆腐、馄饨、汤面、面包、蛋糕、牛奶、豆浆等。第 9 天选择营养丰富、易于消化、无刺激性、质软多餐的胃癌饮食。如果进食后出现恶心、腹胀现象,应该立即减少进食量或者停止进食。待病情好转后再开始进食。

二、 运动指导

1. 胃癌病人出院后应怎样锻炼身体?

体育锻炼对于癌症病人的康复有着积极的作用。胃癌病人如术后无任何禁忌证,可在术后 1~7 天后,由家属搀扶在病房里走动,可促进身体各功能的恢复。如果胃癌病人手术的创伤较重,术后体力较差,不能下床的情况下,可在床上做肢体运动和翻身动作。如果胃癌病人手术身体恢复良好,可逐步加大运动量,变换锻炼内容,从散步、练气功、打太极拳到做操,最后可适当慢跑。

但需注意,多数癌症病人在经过综合治疗后,体质普遍下降,应避免动作快速、变化过猛的运动,如跳跃、憋气、倒立、滚翻、长跑等,这些活动对于康复期的癌症病人过于激烈。因此病人在锻炼中也不可太过急切,应注意适量锻炼,量力而行。若在锻炼后身体感到有些发热,轻微出汗,无疲劳感,身心感到轻松、舒畅,食欲和睡眠良好,说明运动恰当。否则,应调节运动量,使身心处于最佳状态,以利早日康复。

2. 为什么说散步是胃癌病人最佳的运动方式?

胃癌病人通常在治疗后,身体会变得特别的虚弱,这时候就需

要良好的康复治疗,适当地参
加一些力所能及的体育运动,
可改善机体的新陈代谢,提高
机体的免疫能力,又可以增进
食欲,改善消化功能,更使人
心境开朗,增进心理健康。不
过参加运动的原则是循序渐

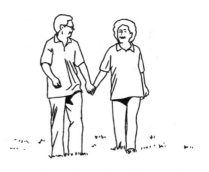

进,量力而为。散步的运动方式运动量适中,是最佳的运动方式。

　　术后散步时衣着要宽松,鞋袜要合适,以保安全。散步时步履
要轻松,有如闲庭信步,以达周身气血平和,要从容不迫,怡然自
得,摒弃一切杂念。散步时也要按照循序渐进,量力而行的运动原
则,散步的时间可长可短,要做到形劳而不倦,不要气乏喘吁。

　　3. 运动可以预防胃癌的发生吗?

　　运动可以使人体某些生殖激素大大减少,甚至停止生产。美
国哈佛大学专家的研究表明,生殖激素也和癌症紧密联系,人们从
年轻时就开始运动可明显减低癌症的发病率。运动可以从心理上
降低人体免疫系统的压力,临床资料证明,癌症病人大多有情绪忧
郁或者受到过精神创伤的经历。对他们来讲,常常进行深呼吸运
动,散步或者跑步,做柔软体操,做伸展运动,游泳、骑车或者参加
集体运动,可给他们带来身心愉快与欢畅,能帮助消除紧张情绪。
忧虑与烦恼经常危及人体的免疫功能,运动能帮助一部分人降低
精神压力对免疫系统的损害。运动还能令人吸入比平时多几倍至
几十倍的氧,增强机体有氧代谢,促使致癌物质排到体外。美国的
医学研究表明,人体吸氧量增加,呼吸频率加快,通过气体交换,可
以将一些致癌物质排到体外,降低癌症的发病率;即使患了癌症,
运动者身体康复也较快,也能够延长生命。

　　此外,运动可大大减少身体内多余的脂肪。运动后出汗可以
使身体内的铅、锶、镍与铍等致癌物质随汗水排到体外,从而起到

防癌的功效。运动可以使人血液循环加快很多,实验证实,机体处
在运动状态时,1 小时从血液里分泌出的干扰素较之平常要增加 1
倍以上,而干扰素的抗癌能力早已在观察里得到证实。运动还可
以锻炼意志,增强战胜癌症的信心与毅力。

三、 用药指导

1. 胃癌的治疗原则是什么?

胃癌的治疗原则包括:①早期治疗:早期发现,早期诊断,早
期治疗,是提高胃癌疗效的关键。②手术为主的综合治疗:以手术
为中心,开展化疗、放疗、中医中药和生物学治疗等,是改善胃癌预
后的重要手段。

2. 胃癌的常用化疗方案有哪些?

(1)铂类+氟尿嘧啶类:铂类包括奥沙利铂、顺铂等,选其一
种;氟尿嘧啶类口服制剂如希罗达、替吉奥,选其一种。此种化疗
方案不良反应相对较小,为常用胃癌新辅助或术后辅助治疗方案。
如果出现严重的手足综合征可以选择替吉奥。如果治疗中病人因
血小板减少严重或使用升血小板药仍恢复慢可以考虑不联合奥沙
利铂或换用顺铂治疗。

(2)铂类+氟尿嘧啶类+紫杉醇类:此种化疗方案增加了紫
杉醇类化疗药物,如紫杉醇和多西紫杉醇,增加了化疗毒副作用,
适用于身体状况良好的年轻胃癌病人。用紫杉类药物要严格按说
明书预处理,因紫杉醇可能出现过敏,多西紫杉醇可能出现水钠潴
留。另外,紫杉醇用药出院后病人可能会出现四肢关节酸痛,建议
用吲哚美辛栓塞肛门对症处理即可。

(3)ECF 及 ECF 改良方案:表柔比星+铂类+氟尿嘧啶类,
这是欧美围术期化疗的标准方案,但国内应用此种方案时出现严
重毒副作用的概率较大,因此在临床不常应用。

（4）单药口服方案：如单药口服替吉奥，适用体质差及高龄的胃癌化疗及不能耐受联合化疗方案病人。其他口服药物，如阿帕替尼用于胃癌二线治疗。

（5）靶向治疗＋常规化疗方案：常用靶向药物有曲妥珠单抗联合化疗适用于 HER-2 阳性的晚期胃癌病人及术后复发转移病人，但其花费较高。且治疗期间每 2 个月及治疗结束后均行心功能检测；如有心肌病伴严重的心功能不全建议停用。如住院期间用过此药的病人，出院后出现胸口不适应及时就诊。

四、护理指导

1. 胃癌病人在家里出现严重的胀气怎么办？

首先要去除诱因，减少肠内气体的产生。如果肠胀气与饮食有关，应嘱病人选择易消化的饮食，尽量勿食用豆类、糖类等产气性食物，进食速度不宜过快，少饮碳酸饮料，以减少肠内气体的产生。在饮用稀粥后，如果出现腹中胀气，胃里觉得灼热，可以少量地进食米汤、大麦汤或稀的粳米粥、大麦粥、小米粥等，疏通肠道。同时，病人还可以喝点醋或者是柠檬水，也会起到一定的作用；最后，胃胀气病人应多做运动，如快步行走、做体操、收腹等。这些活动会增加腹部的按摩，从而疏通胃部肠道的畅通，减少胀气的现象。

2. 胃癌病人术后怎样进行家庭护理？

保持心情舒畅，适量活动，避免劳累及受凉。饮食定量、适量、宜清淡饮食，避免生、冷、硬、辛辣、酒等刺激饮食，多吃蔬菜及水果，不吃油腻和过甜食物，饭后卧床 0.5～1 小时以预防倾倒综合征。少量多餐：出院后每天 5～6 餐，每餐 50 g 左右，逐渐增加，至 6～8 个月恢复一日三餐，每餐 100 g 左右，1 年后接近正常饮食。遵医嘱服用助消化剂和抗贫血药。保持大便通畅，观察有无黑便、血便,如发现异常及时就诊。如有腹痛、泛酸、嗳气,甚至恶心、呕吐者应及时检查治疗。胃癌术后遵医嘱化疗。

3. 胃癌病人术后一般如何进行术后护理?

术后病人常常出现术口疼痛、排气排便困难、感染、食欲缺乏等不适,当出现这些不适时,病人不必紧张,按照医师、护士指导进行护理即可。①术后平卧 6 小时,如无禁忌可改半卧位,可减轻腹部切口张力,减轻疼痛,有利于呼吸和循环。②加强术后营养支持,家属可以提供一些果汁、藕粉等半流质食物维持水、电解质平衡。③胃肠减压 48~72 小时至肛门排气后,可进食少量流质,如无腹胀可逐渐改为半流质,两周后改为少渣软食。④术后密切注意有无发热,及时告知医师、护士。⑤鼓励病人术后早期下床活动,以促进肠道蠕动及减少术后并发症。⑥需密切观察病人有无腹胀及肠蠕动的情况,待肛门排气后严格执行"三六九饮食",即术后 3 天内禁食,6 天内半量清流,9 天内流质,以后半流质饮食。

4. 留置胃管后有哪些护理注意事项?

首先要妥善固定胃肠减压管,防止扭曲、受压和脱出;其次要保持胃管通畅,使之处于负压引流状态,若管腔堵塞可用少量生理盐水(<20 ml/次)冲洗胃管,防止胃管堵塞;认真观察引流液的颜色、性质和量,并准确记录引流量,如引流出鲜红色液体,每小时超过 200 ml,应立即汇报医师及时处理;进行口腔护理及超声雾化吸入,每天 2 次,减轻病人咽喉疼痛并使痰液易于咳出;在术后3~4天,胃肠引流量减少,肠蠕动恢复后可拔出胃管。

5. 胃癌术后可能出现哪些常见的并发症? 出现并发症应如何处理?

胃癌术后可能出现出血、梗阻和吻合口瘘等常见并发症。在术后 24 小时内应注意病人有无上腹胀感及大量的呕血、便血或胃管内持续流出鲜血。如果出血量多时,还会有失血性休克的症状和体征,要加强巡视,尤其是在 24 小时之内。术后出血一般多可通过药物止血、输血等措施得到控制，无效者需再次手术。吻合口狭窄或有炎症、水肿都会引起吻合口梗阻。应注意观察病人进食后有无饱胀及呕吐，同时观察呕吐物中是否含有胆汁，判断吻合口是否发生输入空肠袢梗阻或输出空肠袢梗阻，以便给予相应的持续胃肠减压及支持疗法的处理。吻合口瘘是最严重的并发症之一。通常出现于术后 4～6 天，其表现为右上腹突然剧烈疼痛及腹膜刺激征，应注意腹痛及体征的变化情况。

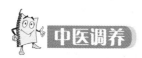

1. 中医学是如何认识胃癌的?

中医学无胃癌一词，但有关于胃癌的记载，如反胃、胃脘痛、积聚、伏梁、症瘕等，与现代胃癌的症状相似。在《黄帝内经》中就有"胃病者腹胀，胃脘当心而痛……膈咽不通，饮食不下"的记载，此后医家都有一定的论述。现医家多认为胃癌的发生原因：第一，与人的精神状态如情绪郁结有关，这是因为情绪郁结使人体脏腑功能失调，导致阴阳不和，脾虚不运，胃阴不足，气血水火结滞，气滞血瘀，瘀毒内阻，逐渐形成积聚（肿瘤）。第二，认为饮食不节，营养膳食不调，外感寒冷之邪以犯胃，也易发生此症。总结病机为阳虚湿阻，寒凝气滞，气血不和，痰瘀毒阻；或素质阴虚，痰热瘀毒交结，脉络痹阻，遂成此症，即恶变为癌。提出胃癌的本质是虚寒，发病过程中产生的湿、痰、毒、热是标。结合现代医学认为，各类原因造成胃阳损伤，脉络失养，形成了浅表性胃炎、萎缩性胃炎等，胃黏膜经长期慢性损害发生肠上皮化生及异型增生，就易发展成胃癌。

2. 对于胃癌中医分为哪些类型,如何辨证施治?

根据中医的辨证分型特点，大体可以将胃癌分为肝气犯胃型、

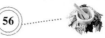

脾胃虚弱型、气血亏虚型、胃热伤阴型、脾胃虚寒型和痰湿凝结型6种，并根据病情随症加减。

3. 为什么说手术后结合中医药扶正培本是提高胃癌病人长期生存率和生活质量的关键?

对早期胃癌，应以手术为主，且效果良好，不过，多数病人到检查发现时已是较晚期，超出了根治切除范围，而化疗往往使病人忍受不了它的不良反应，甚至使病人的生存质量日趋恶化，因此，手术后结合中医药扶正培本是提高胃癌病人长期生存率和生活质量的关键。

中医药治疗的可取处是进行整体调治，着重于扶正培本。在癌肿尚未切除时，其治疗当着重于实证，即以攻击癌肿为主;若癌肿已经切除，当以增强机体免疫代偿能力的扶正药为主。但胃的和降及脾的运化功能也应予以加强和调理，因此，常用生黄芪、绞股蓝、猴菇、女贞子、党参、白术、茯苓、甘草、木香、半夏、麦芽、鸡内金等。

个别病人于手术后幽门功能丧失，可能引起反流性胃炎或倾倒综合征。前者的临床表现为呕吐，吐出物为黄色或黄绿色，用温胆汤加味可获改善;后者的临床表现为进食后感上腹胀满、恶心、反胃、嗳气，继而腹泻，并伴面白汗出、心悸、眩晕，用香砂六君汤加味可获改善。此外，还需调节饮食，少食多餐，细嚼慢吞。

癌肿后期或康复期的治疗，必要时亦可加入麦冬、北沙参、石斛。如到了Ⅱ期才手术者，须防残留癌卷土重来和癌细胞的远处转移，则抑癌抗癌的中草药也当随证加入，如整体表现有热者，可加蛇舌草、半枝莲、石上柏、石见穿等;表现有痰结者，可加入瓜蒌、浙贝、牡蛎、昆布、海藻等;表现有瘀者，可加入丹参、赤芍、桃仁、肿节风等;表现有肝郁者，可加入白蒺藜、川楝子、八月札等。对胃癌抑制作用较佳的白英、金刚刺、龙葵等都可酌情加入，以加强抗癌功效。

4. 常用治疗胃癌的中成药有哪些？

治疗胃癌的中成药从剂型分，可分为针剂和口服药；从治疗作用分，可分为扶正类、祛邪类和扶正祛邪并举类。

（1）扶正类中药注射液

参芪扶正注射液：用于肺脾气虚引起的神疲乏力，少气懒言，自汗眩晕；肺癌、胃癌见上述症候者的辅助治疗。不良反应为非气虚证病人用药后可能发生轻度出血；少数病人用药后，可能出现低热、口腔炎、嗜睡；偶有皮疹、恶寒、寒战、高热、呕吐、胸闷、心悸等。有内热者忌用，以免助热动血，有出血倾向者慎用；且不宜与化疗药混合使用。

生脉注射液：具有益气养阴，复脉固脱。用于气阴两亏，脉虚欲脱的心悸、气短、四肢厥冷、汗出、脉欲绝及心肌梗死、心源性休克、感染性休克等具有上述证候者。因其含有红参，故用药后可能产生局部皮疹、药物热等，另外还有失眠、潮红、多汗、寒战、心悸、静脉炎，甚至过敏性休克。儿童、年老体弱者、心肺严重疾病者、肝肾功能异常者和初次使用中药注射剂的病人要加强临床监护。临床应用时，滴速不宜过快，儿童及年老体弱者以 20～40 滴/分为宜，成年人以 40～60 滴/分为宜。静滴初始 30 分钟内应加强监护，发现异常应立即停药，处理遵医嘱。本品含有皂苷，摇动时产生泡沫是正常现象，不影响疗效。用于肿瘤病人时，可肌内注射：每次 2～4 ml，每天 1～2 次。静脉滴注：一次 20～60 ml，用 5% 葡萄糖注射液 250～500 ml 稀释后使用，或遵医嘱。

（2）祛邪类中药注射液

鸦胆子注射液：用于肺癌、肺癌脑转移及消化道肿瘤。本药不良反应较少，有少数病人用药后有油腻感、恶心、厌食等消化道不适反应。用法用量如下。①静脉滴注：10% 鸦胆子油乳注射液 10～30 ml 加入 250～500 ml 0.9% 氯化钠注射液中，或 40～100 ml 加入 0.9% 氯化钠注射液 500 ml 中，静滴，30～50 滴/分钟,每天1次,1个月为1个疗程。②口服给药:治疗消化道恶性肿瘤。为使药物直接接触病灶,多采用口服给药法。10%鸦胆子油乳注射液,20~30 ml,饭后缓慢口服,每天3次,15天为1个疗程。多使用3~6个疗程。③胸腔引流管内注射:对于已插引流管治疗的恶性胸水病人,可先将胸腔积液在24小时内逐渐引流完毕,胸腔内适量注入10%鸦胆子油乳注射液,卡闭胸管,变换体位。注入量及疗程天数视病人实际情况而定(有文献建议连用7天为1个疗程,每次80 ml)。④胸、腹腔内注射:先抽出胸水、腹水、随即注入适量10%鸦胆子油乳注射液。注入量及间隔天数视病人实际情况而定(有文献建议每次40~60 ml,每隔10天1次)。

(3)扶正祛邪并举类

康艾注射液:具有益气扶正,增强机体免疫功能。用于原发性肝癌、肺癌、直肠癌、恶性淋巴瘤、妇科恶性肿瘤;各种原因引起的白细胞低下及减少症等的治疗。单独临床应用、具有代替西药化疗的作用,能缩小肿块、止痛、且无毒副作用;可应用于晚期失去手术机会不能放疗、化疗、不能饮食、食管梗阻、肠阻塞的重症病人;手术期间应用,可帮助刀口愈合、增加病人体质,有效杀死体内残留的癌细胞、防止复发。用法用量:缓慢静脉注射或滴注;每天1~2次,每天40~60 ml,用5%葡萄糖或0.9%生理盐水250~500 ml稀释后使用。30天为1个疗程或遵医嘱。

艾迪注射液:作用同康艾注射液。用法用量:静脉滴注,成人每次50~100 ml,加入0.9%氯化钠注射液或5%~10%葡萄糖注射液400~450 ml中,每天1次;与放、化疗合用时,疗程与放、化疗同步;手术前后使用本品10天为1个疗程;介入治疗10天为1个疗程;单独使用15天为1个周期,间隔3天,2周期为1个疗程;晚期恶病质病人,连用30天为1个疗程,或视病情而定。给药速度开始为15滴/分,30分钟后如无不良反应,可调至50滴/分。首次应用本品,偶有病人出现面红、荨麻疹、发热等反应,极个别病人有心悸、胸闷、恶心等反应,因此在溶液中可加入地塞米松注射液 5～10 mg 抗过敏治疗。

（4）口服中成药

鸦胆子油软胶囊:作用同鸦胆子注射液。用法用量:每次 4粒,每天 2～3 次,30 天为 1 个疗程。口服药可以避免原来注射制剂的使用不方便,也减少了胃肠道刺激等不良反应的发生,服用后对身体没有任何伤害,可以提高病人的免疫力。

槐耳颗粒:具有扶正固本,活血消癥的功效,适用于正气虚弱、瘀血阻滞的肿瘤病人,表现为神疲乏力、少气懒言、脘腹疼痛或胀闷、纳谷少馨、大便干结或溏泄、或气促、咳嗽、多痰、面色㿠白、胸痛、痰中带血、胸胁不适等症。用法用量:每次 1 袋,每天 3 次。1个月为 1 个疗程。另外,可以用华蟾素胶囊、平消胶囊、复方斑蝥胶囊和参一胶囊。

注意化疗期间最好不要联用中成药,可能因肝功能损害导致化疗延误。如果治疗结束后服用中成药,建议选用 1～2 种即可。

5. 穴位敷贴方法可以用于胃癌的并发症吗? 如何进行穴位敷贴?

胃癌的并发症包括腹泻、胃痛、癌痛、癌性胸腹水、四肢水肿和呕吐等。穴位贴敷是中医治疗疾病的一种外治方法,依据祖国医学的经络学说,选取一定的穴位贴敷某些药物,起到腧穴刺激和特定药物在特定部位的吸收,发挥明显的药理作用。

（1）腹泻

穴位:神阙。

方法:吴茱萸 30 g,丁香 6 g,胡椒 30 粒,凡士林适量,每天换药,3～5 天为 1 个疗程。

（2）胃痛

穴位:上脘,中脘,双足三里,胃俞,脾俞。

方法:当归 30 g,丹参 20 g,乳香 15 g,没药 15 g,姜汁调糊,每天 3～5 次,1～2 天显效。

(3)癌痛

穴位:阿是穴,足三里,对应内脏俞穴,神阙。

方法:抗癌定痛膏,醋＋蜂蜜调。

(4)癌性胸腔积液、腹水、四肢水肿

穴位:神阙,肾俞,脾俞,肺俞,足三里。

方法:利水膏,醋＋蜂蜜调。

(5)呕吐

穴位:神阙穴。

方法:吴茱萸,生姜,醋＋蜂蜜调。

6. 胃癌治疗中,中药熏洗(局部)的方剂有哪些?

(1)麻木煎:老鹳草、桂枝、红花各 15 g,水煎 1 000 ml,外洗双足,用于胃癌化疗引起的末梢神经炎。

(2)足浴 1 号:黄芪桂枝五物汤加减(黄芪 20 g,白芍、丹参、路路通、鸡血藤各 15 g,桂枝 12 g,干姜 6 g,大枣 10 g,肉桂 3 g),水煎 1 000 ml,外洗双足,适用于阳虚症,足冷。

(3)足浴 2 号:阳和汤加减(熟地 15 g,鹿角胶、麻黄各 10 g,干姜 6 g,肉桂 3 g,白芥子 20 g,甘草 6 g),水煎 1 000 ml,外洗双足,适用于阴疽(阳虚)。

(4)足浴 3 号:当归四逆汤加减(当归 15 g,桂枝、小通草各 10 g,白芍、首乌藤各 20 g,细辛 3 g,甘草、干姜各 6 g),水煎 1 000 ml,外洗双足,用于血虚寒厥者。

(5)血虚逐瘀汤加减:方用柴胡、甘草、枳壳、川芎、牛膝、桔梗各 10 g,白芍、当归、赤芍、生地各 15 g,桃仁、红花各 12 g,水煎 1 000 ml,外洗双足,用于气滞血瘀型。

7. 针灸如何治疗胃癌治疗中出现的不良反应?

对于胃癌治疗中出现的不良反应,常用穴位包括:脾俞、胃俞、公孙、丰隆、照海、足三里、内关、列缺、上脘、中脘、下脘、三阴交、阴陵泉、血海、气海、关元、章门。方法：根据病情选取穴位，提插补泻，也可配合电针加强刺激增强疗效。如顽固性呃逆可针刺双侧内关、足三里，平补平泻。胃癌呕吐可针刺内关、足三里、公孙，平补平泻以降胃气止呕。

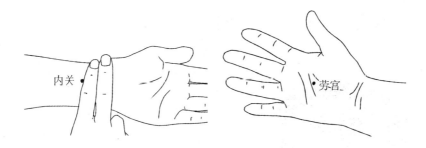

还可以用耳穴埋籽缓解恶心、呕吐症状，取穴主要为：神门、交感、胃。操作方法：用胶布将王不留行籽或磁珠贴于穴位上，每天按压3～5次，每次10～15下，每贴7天。

8. 在日常生活中，该如何通过按摩穴位调理肠胃预防胃癌呢？

身体上有很多穴位与肠胃功能有关，例如，劳宫穴（握拳中指尖所指处）可以促进血液循环、改善精神紧张、促进食欲；大陵穴（腕横纹掌侧的中点）按揉可降胃火、祛心火、提升胃动力，脾胃不和、消化不良者都可通过这个穴位来进行调理；内关穴（前臂正中，腕横纹上2寸处）点揉此穴能宽胸理气，宁神和胃。

中脘穴是治疗胃肠疾病十分重要的穴指压时应采用仰卧位，放松肌肉，一面缓缓吐气，一面用四指用力下压，6秒钟后将手离开，重复10次，能使胃部感到舒适。在胃痛时采用中脘指压法效果更佳。每天进行2～3次，并要注意调节饮食，避免暴饮暴食，不吃刺激性食物，坚持1周即可缓解胃胀、胃痛等消化不良症状。

按摩神阙穴能改善肠胃功能，让肠胃受到负载压力，如果长期坚持,肠胃排泄也能有所改善。按摩时用一只手的掌心贴附肚脐,另一只手叠在上面,顺时针方向以画陀螺的方式柔和地边按边摩擦,由肚脐逐渐均匀画圈至全腹 80～100 下,再倒回到肚脐,再按摩 80～100 下。可双手交换,逆时针方向以同样的方式再按摩一遍。建议在晚上上床后按摩,按摩时,既不要空腹也不要胀肚。饭后、睡前可以搓热双手以肚脐为中心顺时针环摩 64 圈。完毕搓热双手按摩小腹。

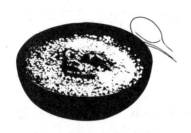

足三里穴是胃经合穴,擅治脏腑疾患,尤其是脾胃方面的问题,"肚腹三里留",胃痛、胃胀等消化道疾病都可以通过刺激足三里进行治疗,当然长期按摩足三里也可以预防胃癌的发生。

9. 胃癌术后药膳食疗方有哪些,如何应用?

(1)营养小米粥

用料:小米、薏苡仁、大枣、山药适量。

制法:煮粥时,放一点食用碱。薏苡仁比较难煮,下锅前先用凉水浸泡 1 小时,每次用 50 g 左右。大枣每次放 5～6 枚,不要太多,以免引起胃脘部胀满,加重病情。

(2)莱菔粥

用料:莱菔子 30 g,粳米适量。

制法:先将莱菔子炒熟后,与粳米共煮成粥。每天 1 次,早餐服食,此药方消积除胀,腹胀明显者可选用。

(3)陈皮瘦肉粥

用料:陈皮 9 g,乌贼鱼骨 12 g,猪瘦肉 50 g,粳米适量。

制法:用陈皮、鱼骨与米煮粥,煮熟后去陈皮和乌贼骨,加入瘦肉片再煮,食盐少许调味食用。每天 2 次,早、晚餐服用,此食疗粥可降逆止呕,健脾顺气,腹胀者可首选此膳。

（4）藤梨根汁

用料：藤梨根 50 g，鸡蛋 2 只。

制法：将藤梨根浓煎取汁，放火上煎沸，打入鸡蛋，煮成溏心蛋后，当点心吃并喝汤。适用于溃疡型胃癌。

10. 如何通过饮食调节预防倾倒综合征?

胃病病人手术后，胃的容积缩小，有的则失去幽门及其括约肌的正常功能。当吃进食物特别是吃进甜流质膳食时，食物可迅速进入空肠，可在进食后 10～30 分钟内出现腹上区不适，腹部胀痛、心悸、眩晕、面色苍白或潮红、出汗、恶心、呕吐、肠鸣、腹泻、全身乏力甚至虚脱等一系列症状，这就是所谓倾倒综合征，一般持续30～60 分钟。出现倾倒综合征时应立即将病人平卧 30 分钟，症状即可减轻并逐渐恢复正常。此征可通过饮食调节进行控制。首先应避免进食含糖过多的食物、牛奶和奶制品，要做到少量多餐，干稀搭配，不能将较干的食物与流质或液体食物同时食入，餐后病人最好能平卧 30 分钟，餐后 30～60 分钟再进食流质或饮少量无糖液体。尽量避免吃过甜和过咸食物。

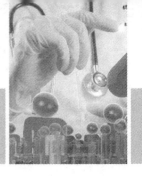

第五章
肺　　癌

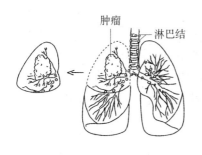

肺癌在最近几十年中逐渐成为发病率最高的肿瘤,世界卫生组织公布的数据表明,在 2008 年全世界被诊断为肺癌的人数为 1.61 亿人,占癌症总发病人数的 13％,居第一位,而其中 55％病人在发展中国家。在世界范围内,男性肺癌发病率为女性的 2.5 倍,但不同地区男性肺癌发病率的差异达到 20 倍之多。2008 年,最高的发病地区为中欧和东欧地区的俄罗斯、乌克兰和白俄罗斯,达到 57/10 万,这一地区也是烟草流行最高的地区(分别达到 70％、64％和 64％),发病率比较低的地区是东部、西部和中部非洲为 3～4/10 万,亚洲地区肺癌的发病率男性为 32.4/10 万,在所有男性肿瘤的发病率中占第一位,女性为 22.3/10 万。肺癌的年龄标准化死亡率以每年 1％～5％的速度逐年增长,而且女性肺癌的死亡率也在快速增加。在发展中国家这一趋势尤为明显,在欧美发达(法国和日本除外)国家这一趋势正在趋于平稳,甚至在下降。在美国,肺癌确诊后的 5 年生存率 1975～1977 年为 12.7％,1996～2004 年为 15.7％;在欧洲,确诊肺癌后的 5 年生存率为 8%～12%,而发展中国家为 5%～12%。总的来说,女性肺癌比男性肺癌生存率高,非小细胞肺癌比小细胞肺癌要高。从我国近年来城乡前 10 位恶性肿瘤构成来看,肺癌已代替肝癌成为我国首位恶性肿瘤死亡原因,占全部恶性肿瘤死亡的 22.7%,且发病率和死亡率仍在继续迅速上升。根据卫计委全国肿瘤防治办公室提供的资料显示,自 2000～2005 年,我国肺癌的发病人数估计增加 12 万人,其中,男性肺癌病人从 2000 年的 26 万人增加到 2005 年的 33 万人,同期女性肺癌病人从 12 万人增加到 17 万人。目前,我国肺癌发病率每年增长 26.9%,如不及时采取有效控制措施,预计到 2025 年,我国肺癌病人将达到100 万,成为世界第一肺癌大国。

肺癌病人出院后,特别是手术后出院,应尽量避免出入公共场所,以免出现伤口感染或呼吸道感染,病人应避免提重物,以免出现撕裂伤口现象;注意观察自身伤口愈合情况,如出现红、肿、热、痛或发热的情况应及时就医检查。平时注意坐卧姿势,应以半坐卧为佳,因为横隔往下会使肺部扩张;要调整饮食习惯,避免吃刺激性食物,如辣椒、烟、酒类;适当地进行一些运动,以提高人体免疫功能,还要跟进巩固性的后续治疗

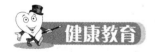

一、 饮食指导

1. 肺癌病人出院后的饮食原则是什么?

早、中期的肺癌病人,其消化系统功能是健全的,在临床确诊后,应抓紧时间给机体补充营养,以提高身体素质,增强抵抗力,防止或延缓恶液质的出现。如果在临床治疗以前营养素补充的较充

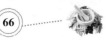

分,机体状况较好的病人对化疗、放疗的耐受力较强,治疗效果也较好;同样与营养状况较差的病人相比,机体状况较好的病人接受手术治疗后能较快康复。所以,早中期肺癌病人在消化吸收能力允许的条件下应尽快补充各种营养素,如优质的蛋白质、碳水化合物、脂肪、无机盐和多种维生素。

针对肺癌病人咳嗽、咯血等症状,祖国医学有许多养阴润肺和止咳止血、收敛的药方和食方,如有养阴润肺功用的食物有杏仁、海蜇、百合、荸荠等,而藕节、莲子、柿子、鸭梨、山药、百合、白木耳等都有止咳、收敛止血的作用。根据民间的验方,肺癌病人还可以吃蛤蚧、龟板膏、龟肉和糯米等滋阴补养的食品。

2. 肺癌病人饮食应注意哪些方面?

避免食用含有致癌因子的食物。腌制品、发霉食物、烧烤烟熏类食物食品添加剂、农药中毒污染的农作物。调整饮食结构,摄入营养丰富、全面的食物,保证每天有一定量的新鲜蔬菜,摄取全谷食物。摄取有益于排毒和解毒的食物,如绿豆、西瓜、赤小豆和冬瓜等促使毒物排泄。肿瘤病人宜采用高蛋白质、高维生素和高热能的膳食。膳食中蛋白质可以从动物食品和豆类食品中获得,如鱼、蛋、乳及豆制品。高维生素食物可以多吃新鲜蔬菜和水果,如苹果、橘子及各种绿叶蔬菜。

3. 肺癌病人能不能进补?

经过手术和化疗,肺癌病人的身体非常虚弱,很想补一补身体,但又怕营养太好了癌细胞可能会加速生长。其实,当肺癌病人身体慢慢恢复,全身免疫功能、抗癌能力都比较强后,也可以反过来有效地抑制癌细胞生长。因此,实行食疗应根据病人的具体情况而定。早中期肺癌病人在放化疗间隙期,消化吸收能力允许的条件下应尽快补充各种营养素,以便有足够的体力面对下一周期的治疗。同时须注意:肺癌病人应忌腥油腻食物,禁忌辛辣和烟、酒等刺激性食物。

4. 肺癌病人化疗后,怎样进行饮食?

化疗后可出现一些不良反应,当出现恶心、呕吐、上腹痛、食欲缺乏等胃肠道黏膜损伤时,可进食开胃食物,如山楂、扁豆、山药、白萝卜、香菇等,还要少食多餐,避免饱食感。进食要细嚼慢咽,饭后1小时不要平卧;当出现口腔黏膜充血、水肿、溃疡等口腔黏膜炎时,要坚持口腔卫生,进食后刷牙,以补充高养分流质或半流质饮食为主,如莲子羹、雪耳羹、牛奶、豆浆、鲫鱼汤等。避免过热、过酸及刺激性饮食,急性炎症可口含冰块以减少炎性渗出,口腔溃疡可用蜂蜜 20 ml 加入碾碎的维生素 C 片 1 片,口含,每天 2～4 次;当出现白细胞下降等骨髓抑制表现时,应补充高蛋白质饮食,如牛奶、瘦肉、海参、鱼,以及红枣、花生、核桃、黑木耳、胡萝卜、赤小豆、牛肉、动物熬制的胶冻如阿胶等;当出现转氨酶升高等肝脏功能损伤时,应多吃苦瓜、绿豆芽、木耳、香菇、茶和猴头菇等菌类食品,多吃富含维生素的水果,如猕猴桃、苹果、蜜桃和葡萄等,多喝绿茶、乌龙茶、蜂蜜水;当应用顺铂等铂类化疗药物时,要注意多饮水,多吃新鲜蔬菜和水果等碱性食物,一旦呈现肾功能损伤要限制蛋白质摄入;出现水肿要少吃盐,多吃动物肾脏、乌鱼、菠菜和红苋菜,也可多吃一些富含水分又有利尿效果的食物,如西瓜、黄瓜、冬瓜和丝瓜。

肺癌病人在化疗期间应本着高蛋白、高热量、易消化、低脂肪的原则来安排饮食。肺癌化疗的饮食最好以凉血、滋阴、退热为主。

二、 运动指导

1. 肺癌病人需要运动锻炼吗?

对于肺癌病人来讲,锻炼至关重要。通过锻炼,可以重建并强健呼吸肌肉组织和肺功能,改善总体的身体状况。

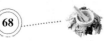

肺癌病人的体育运动,尤其是在一部分肺被切除的情况下,运动训练应该缓慢进行。所以,病人应为自己设立低一点的阶段性目标,即便是很小的进步,也会将病人向健康的道路上带进一大步。开始阶段只进行很短的训练,然后充分地休息。

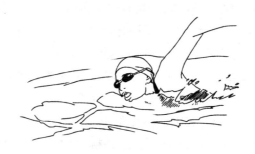

如果伤口已经痊愈,游泳最适于增强耐力,锻炼躯干肌肉组织。可以通过适当的力量训练,小心地强健上身、背部及腹部的肌肉组织。有力的躯干肌肉组织有利于更好地站立,更自由地呼吸。安全起见,一定要在一位有经验的理疗师的帮助下进行运动。医师会指导病人如何通过特殊的背部和腹部伸展练习,重新使手术过的组织具有灵活性。通过专业的延展训练,最小的黏结也能松开,组织供血可以得到改善。这些都会加快治愈过程,使病人能重新更好地呼吸,参与"正常的"日常生活。在第一个共同训练时段之后,就可以自己在家里进行这些练习。同样,要跟理疗师学会特殊的呼吸技巧,这样可以更加轻松地呼吸,强健肺部的肌肉组织。运动能改善健康状况,从心理层面来讲,对成功的治疗也具有积极的作用。

2. 晚期肺癌病人制订运动计划还有什么意义吗?

晚期肺癌病人可以尝试运动训练,尤其是不能手术治疗且正在进行化疗的晚期肺癌病人。丹麦研究人员纳入了 25 例Ⅲ～Ⅳ期非小细胞肺癌病人和 4 例广泛期小细胞肺癌病人,所有病人均接受为期 6 周的运动计划,包括力量训练和心血管锻炼。病人于每周二和周四参加有专人指导的 90 分钟体能训练课程,然后进行 30 分钟的放松运动。此外,还要求肺癌病人在每周一、周三和周五在家中自己完成 30 分钟的行走锻炼,然后进行 30 分钟的放松运动。6 周结束时,共有 23 例病人可评价。这些病人的平均有氧代谢能力(峰值摄氧量)从 1.48 升/分钟增至 1.57 升/分钟($P=0.014$),6 分钟步行距离从 525 m 延长至 564 m($P=0.006$)。而且,研究评估的所有 6 个肌群的肌力均显著提高。癌症治疗功能评定量表(FACT - L)的情绪健康子量表得分显著增加,但 FACT - L 的其他子量表得分无明显改善。体能训练课程的依从率为 73%,但只有 2 例病人(8.7%)按要求在家中进行了锻炼。

研究结果表明,晚期肺癌病人应制订运动计划,并可以从中获益。不管晚期肺癌病人的生存期如何短暂,但是让其保持活力都是很有意义的,精神因素对于晚期肺癌病人相当重要。

3. 为什么说散步是肺癌病人的最佳运动方式?

病人在康复期间要经常散步,多锻炼身体,增强身体的抵抗力,提高生存质量。鼓励病人在康复期间要经常散步,多锻炼身体,增强身体的抵抗力,提高生存质量。散步是肺癌病人最适合的运动,之所以在各种运动中提出散步是最好的运动,是因为它是最适于肺癌病人,对康复最有益处的运动。当然,可以根据病人的情况,不断地增加病人的运动量。

散步要从容不迫,怡然自得,摒弃一切杂念。循序渐进,量力而行,时间可长可短,做到形劳而不倦,勿令气短喘吁。衣着要宽松,鞋袜要合适,年老体虚者,可拄杖而行,以保安全。步履要轻松,有如闲庭信步,使百脉疏通,内外协调,以达周身气血平和。另外,也要注意散步的适宜时间。一是清晨为最佳,置身于清新的大自然之中,即可以振奋精神而调气血。二是饭后散步。古人云:"饭后食物停胃,必缓行数百步,散其气以输于脾,则容胃而易腐化。"三是睡前散步,这可以使其精神上得到放松,从而促进睡眠。

4. 哪些运动适合肺癌术后病人呢?

大部分肺癌病人术后,由于肺叶被部分甚至全部切除,肺功能受到很大影响。如果肺癌病人经常躺在床上不活动,各种感染更容易乘虚而入。因此,肺癌病人术后可进行适当的运动,在提高病人免疫力的同时,又有助于身体康复。适合肺癌病人的康复运动主要有踏车、运动平板、肺功能训练、腹式呼吸。踏车、运动平板因

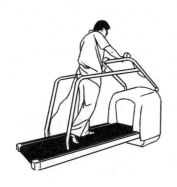

病人心、肺功能情况不同,运动量也会不同。一般 1 周训练 3 次(隔天 1 次),每次 30 分钟,疗程是 2 个月,坚持 1 个月才能逐渐显效。肺功能训练可用吹气球代替,尽量做到一次吹鼓。腹式呼吸要求吸气时腹部鼓起,呼气时腹部落下,呼吸时胸廓变化不大。

三、用药指导

1. 肺癌的治疗方式有哪些?

肺癌的治疗有外科治疗、放射治疗、化学疗法和免疫疗法。外科治疗已被公认为是治疗肺癌的首选方法,要依据肺癌临床分期选择治疗方案。根治性切除到目前为止是唯一有可能使肺癌病人获得治愈从而恢复正常生活的治疗手段。术前必须评估病人是否耐受手术。

基于肺癌的生物学特性、治疗和预后,世界卫生组织将其分为两大类:非小细胞癌(NSCLC),包括鳞癌、腺癌、大细胞癌及其他细胞类型,和小细胞癌(SCLC)。其中,NSCLC 占所有肺癌病例的85%以上,其治疗方法的选择应按疾病的分期和病人的全身状况而定。早期病人,首选手术或放射治疗;晚期或有转移的病人,适

宜采用包括中医药在内的综合治疗方法。

2. 非小细胞肺癌的治疗原则是什么？

（1）Ⅰ期非小细胞肺癌：手术治疗为主，采用的切除方式依赖肿瘤的部位和大小，肺叶切除是切除完整的肺叶，段切除是切除支气管肺段，楔形切除用于小的周边肿瘤，楔形切除肺组织，袖状切除用于累及主支气管的肿瘤。可采用开胸或胸腔镜（VAT）方式。临床试验并未证实Ⅰ期非小细胞肺癌化疗可延长生存期和无瘤存活时间。

（2）Ⅱ期（N1）非小细胞肺癌：Ⅱ期肺癌占到了 NSCLC 的12%～19%，采用的是治疗性手术切除为主。但因有淋巴结转移，肺癌已属全身性疾病，常规采用肺叶切除加淋巴结清扫术式，再辅助化疗或放疗以控制淋巴结微小残留病灶。

（3）Ⅱ期（T3）非小细胞肺癌的治疗：T3 期胸壁侵犯时多采用整块切除术治疗，配合术前放疗可缩小原发瘤体积、增加手术切除率、减少术中种植转移的可能性。因瘤体大、局部切除困难、部分淋巴结转移者等局部切除不满意时，可选择术后放疗。

（4）ⅢA 期肺癌的治疗：ⅢA 期肺癌采用的治疗方案是化疗、放疗或两者结合，辅以有选择的手术切除术，有助于延长生存期。而不能手术的ⅢA 期肺癌，只能选择放疗或化疗，其放疗的 5 年生存期为 5%～10%。术后新辅助化疗方案为：卡铂、紫杉醇化疗方案，然后纵隔放疗，共照射 28 次，总剂量为 50.4Gy。肺上沟瘤直接侵犯胸壁，采用手术切除。

（5）ⅢB 期肺癌的治疗：最佳治疗是单独采用化疗和放疗或联合治疗，也有人对有选择的病人采用手术切除（主要针对 T4），这要依赖肿瘤的部位和特性。联合治疗可减少死亡率，罕有长期存活的病例。

（6）Ⅳ期肺癌的治疗：以化疗为主，根据病情选用姑息性放疗、免疫治疗、皮质甾体类药物、镇痛药和抗生素治疗，可延长生存期和缓解症状。

3. 小细胞肺癌的治疗原则是什么？

（1）局限期 SCLC 的治疗：仅 1/3 的病人在诊断时属局限期，化疗是治疗局限期 SCLC 的主要手段。现在多选择联合化疗和胸部放疗。①EC：依托泊苷、顺铂 4 000～4 500 cGy 的胸部放疗。②ECV：依托泊苷、顺铂、长春新碱＋4 500 cGy 胸部放疗。完全缓解的病人也应给予预防性颅脑放疗（PCI）以防止 CNS 转移；有肺功能损害或疗效较差的病人，联合化疗（做或不做 PCI）；对高选择性的病例，在化疗或化疗加胸部放疗后，行外科切除（做或不做 PCI）。

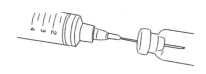

（2）弥漫期 SCLC 的治疗：弥漫期病人的化疗方案，类似于局限期病人所使用的方案。因为此期病变已广泛转移，故一般很少采用胸部放疗。文献报道有较好疗效的联合化疗（做或不做 PCI）方案为以下 3 种。①CAV：环磷酰胺、多柔比星（阿霉素）、长春新碱。②CAE：环磷酰胺、多柔比星、依托泊苷。③EP 或 EC：依托泊苷、顺铂或卡铂。

4. 什么样的肺癌病人给予免疫治疗？

面对肿瘤治疗技术的高速、多元化发展，越来越多的病人选择应用免疫细胞治疗技术，究竟什么样的人群最宜进行免疫细胞治疗呢？早期肿瘤中有 1/3 可以通过免疫细胞治疗治愈；少数晚期肿瘤病人通过免疫细胞治疗后也能达到部分或完全缓解。而且，因为这种治疗没有毒副作用，也是那些年龄较大、机体免疫差和害怕放、化疗毒副作用病人的最好选择。同时，对放、化疗不敏感者或无法耐受的肿瘤病人；部分不适宜做手术、介入治疗和其他治疗的晚期肿瘤病人，进行细胞免疫治疗可以提高病人的免疫功能，改善生命质量，延长带瘤生存期；部分病人通过免疫细胞治疗可明显减少肿瘤的体积，争取手术或其他治疗机会。

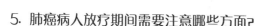

5. 肺癌病人放疗期间需要注意哪些方面?

① 保证充足的睡眠和休息:调整好睡眠,保证正常的生物钟,避免中重度体力劳动。②保护放疗野内皮肤:选用全棉柔软、宽松、穿脱方便的内衣,避免粗糙衣服摩擦;保持放疗区皮肤清洁,预防感染;洗澡时,使用温水冲洗放疗部位,不要进行搓擦,避免使用碱性洗涤剂,如肥皂、淋浴露等;不用烫或冷的东西刺激接受放疗的皮肤;在放疗过程中和治疗结束后 1 个月内,不要在接受放疗的部位上擦任何未经医师许可的东西;1 年内不要让接受放疗的部位暴露在阳光下。③饮食采用少食多餐的办法,以汤水较多、细软、清淡的食物为主,保证营养,进食量不足可以引起血细胞减少。④放疗中及放疗后半年内应预防受凉感冒,应避免到人群聚集区。⑤放射治疗后的首次复查一般在完成治疗后的 1 个月进行,然后每 3 个月复查 1 次,两年后可以每半年复查 1 次。

6. 出院后,病人出现疼痛怎么办?

癌痛原因很多,常见的原因为肿瘤压迫,侵犯有关组织神经或骨转移导致。应及时就诊明确原因,骨扫描及相关部位的 CT 或 MRI 检查。一旦确诊,除止痛等对症治疗,还要针对病因治疗。

止痛药治疗原则:尽量口服、按时、按三阶梯给药。对症的止痛药应按疼痛规范化三阶梯药物治疗。第一阶梯:非阿片类药(如吲哚美辛栓)。第二阶梯:弱阿片类药:如曲马朵。第三阶梯:主要是吗啡,可加用辅助药。

7. 出院后,病人出现骨髓抑制怎么办?

骨髓抑制是多数化疗药常见的毒性反应,出院后建议病人每周复查血常规 1～2 次。一旦出现骨髓抑制,不需紧张。如无严重并发症,下降的血细胞会很快恢复。对于白细胞下降 $1 \times 10^9/L$ 或中性粒细胞绝对值$< 0.5 \times 10^9/L$ 的病人应及时采取保护性隔离,定时紫外线消毒,定时通风,如出现呼吸道感染则应避免与病人接触。对于 3 度和 4 度粒细胞减少的病人必须用集落细胞刺激因

子,对于 1 度减少的病人一般不用,可选口服升白细胞药物治疗,但对 2 度减少的病人应该结合病人的具体情况遵医嘱用升白细胞药物治疗。

血小板减少的病人,尤其是 PLT$<30\times10^9$/L 或有明显出血倾向者,应减少活动,避免磕碰防止受伤,必要时绝对卧床;注意通便及进软食,禁止用硬质牙刷刷牙,用漱口水等代替口腔护理。要注意观察病人预防颅内出血的发生,注意病人神志及呼吸节律的变化。

四、护理指导

1. 肺癌病人出院后的日常护理有哪些注意事项?

肺癌晚期病人营养状况一般较差,有时合并全身水肿,极易产生压疮,且迅速扩展,难以治愈,因此,预防压疮发生尤为重要。应注意减轻局部压力,按时更换体位,身体易受压部位用气圈、软枕等垫起,避免长期受压。保持皮肤清洁,尤其对于大小便失禁的病人,保持床铺清洁、平整,对已破溃皮肤应用烤灯照射,保持局部干燥。

发热为肺癌的主要症状之一,应嘱病人注意保暖,预防感冒,以免发生肺炎。对于刺激性咳嗽,可给予镇咳剂;夜间病人出现持续性咳嗽时,可饮热水,以减轻咽喉部的刺激。如有咯血应予止血药,大量咯血时,立即送往医院,同时使病人头偏向一侧,及时清除口腔内积血防止窒息,并协助医师抢救。

肺癌晚期病人常有肿瘤不同部位的转移,引起不同症状,应注意观察给予相应的护理。如发生肝、脑转移,可出现突然昏迷、抽搐、视物不清,护理人员应及时发现给予对症处理。骨转移者应加强肢体保护。腹部转移常发生肠梗阻,应注意观察病人有无腹胀、腹痛等症状,由于衰弱、乏力、活动减少等原因,病人常出现便秘,应及时给予开塞露或缓泻药通便。

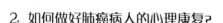

2. 如何做好肺癌病人的心理康复?

肺癌晚期的病人会有焦虑、恐惧、悲伤等心理,也常出现冷漠、孤独。医护人员要有高度的同情心和责任心,努力为病人创造一个温暖、和谐的修养环境,将他们安置于单人病房。对病人语言亲切、态度诚恳,鼓励他们说出自己的心理感受,及时开导,主动向病人介绍病情好转的信息。在癌症病人的整个治疗、康复过程中,心理因素所发挥的积极影响是其他医学治疗方法所不能取代的。一旦患了癌症,着急、悲伤、忧郁于事无补,反而会加重病情,病人应采取积极、主动、坦然处之的态度,尽量使自己保持良好的精神状态,坚定战胜癌魔的信念,努力配合医师治疗,对于稳定和改善病情,提高其生存质量,延长其生存期是十分有益的。对于癌症病人来说,保持乐观心态,并且要到正规医院接受科学、规范化治疗,才能达到最佳的治疗效果。

在整个治疗过程中,肺癌病人的心理会起起伏伏,病人经历一开始明确诊断时的恐慌,接着会找各种方法走遍各家专科医院想去否定结果,从前几次化疗有效时的兴奋,到慢慢出现毒副作用或病灶转移时的绝望。肺癌病人的心理康复需要病人本人的正确面对,也需要家属的关心劝导。

3. 肺切除后,如果肺癌病人又出现不断的刺激性咳嗽,怎么办?

肺切除后,支气管残端在愈合过程中可能会引起咳嗽,要注意一定要及时咳出来。如果痰较为黏稠,可以服用一些祛痰药物;如果咳嗽较为严重影响休息,可以服用一些镇咳药物;如果感觉手术伤口有针刺样疼痛和麻木感,与手术时切断了胸壁的神经有关,数月后这

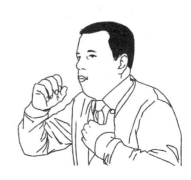

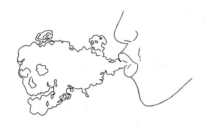

种不适感才会慢慢消退。肺癌病人要重视呼吸道的保养,注意气候冷暖变化,尽量避免感冒。如果发生上呼吸道感染,应及时就医用药,彻底治疗,以免发生肺炎。不要在空气污浊的场所停留,避免吸入二手烟。

4. 确诊患有肺癌后,戒烟还有用吗?

吸烟是目前肺癌最主要、最确定的危险因素。吸烟时间越长,每天吸烟的数量越多,危险性越大。在肺癌发病之前停止吸烟,肺组织能够慢慢恢复至基本正常。在任何年龄停止吸烟都能减少肺癌、心脏病和脑卒中发生的危险性。即使在诊断出肺癌之后,停止吸烟也能帮助改善病人的呼吸和全身健康状况,并降低第二个肺癌发生的可能性,同时提高目前治疗成功的可能性。不吸烟者吸入其他人呼出的烟也会增加患肺癌的危险性,这通常也指二手烟或者环境烟草烟(ETS)。

5. 吸烟对肺癌病人的治疗有影响吗?

吸烟对肿瘤病人的治疗影响主要表现在以下几方面。①影响手术疗效:尼古丁收缩血管影响血供,降低伤口愈合,使手术部位易感染;刺激呼吸道,增加肺部感染机会。②降低放疗疗效,增加放疗的毒性和不良反应。③降低化疗疗效:改变化疗药物的代谢和作用机制。④降低生存质量:降低免疫力,增加感染发生率,影响病人的机体代谢。

6. 帮助肺癌病人戒烟,家属能做些什么?

①了解病人戒烟动机。②区分尼古丁成瘾病人,这部分病人可能需要更多的支持帮助,制订更细化的戒烟方案。③直接告诉病人吸烟对治疗方案的影响。④主动与病人交流戒烟问题,交流中强调戒烟的重要性及所有的获益。⑤用药物治疗烟草依赖。

7. 肺癌病人癌痛的原因有哪些?

肺癌病人常见癌痛原因有 4 种。①癌肿的直接引起(占癌痛的 85.1%):癌肿的直接侵犯破坏;黏膜溃疡破坏;器官的血管阻塞及管道梗阻。②诊断或治疗引起(占癌痛的 22.2%):穿刺活检;手术;放、化疗。③与肿瘤相关的综合征:副癌综合征;活动障碍引起疼痛。④自身基础疾病引起的疼痛,与肿瘤无关的疼痛。

8. 肺癌出现癌性疼痛怎么办?

治疗措施采用四阶梯镇痛法,根据病人疼痛的不同程度选用不同药物:①轻度疼痛选用非甾类抗炎药(1 级药),如芬必得、扶他灵、阿司匹林、对乙酰氨基酚、吡罗昔康、吲哚美辛等。②中度疼痛选用弱阿片类药(2 级药),如可卡因、曲马朵(奇曼丁)等。③中到重度疼痛选用强阿片类药(3 级药),如吗啡、缓释吗啡(美施康定)、奥施康定、芬太尼透皮贴剂(多瑞吉)等。④药物无效时可选用硬膜外给药和神经节毁损术(4 级)。

癌痛的治疗原则:口服给药、按阶梯给药、按时给药、用药个体化及注意过程中的毒副作用。如出现止痛药的毒副作用、需要增效或治疗并存的精神疾病(如失眠、焦虑、抑郁等),应考虑辅助治疗,这时需要添加皮质激素、抗抑郁药、抗惊厥类药物等作为辅助用药。

通过规范化疼痛治疗,90%以上的癌痛可以得到满意的控制,所以肺癌病人感到疼痛,应及早就医,尽早干预。

9. 肺癌放疗的不良反应是什么?

放射治疗已经成为肺癌治疗的主要手段之一,但是放射线在破坏或消灭癌细胞的同时也损害正常细胞,即存在放疗的不良反应。放疗引起的不良反应通常分为两种:急性和慢性。急性反应在治疗后不久就会产生,并且通常在治疗停止后几周内完全消失;慢性反应可能需要几个月或几年才逐步显现出来,但通常是永久性的。

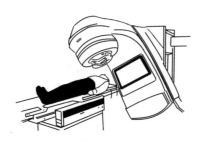

对于肺癌病人来说,放疗带来的不良反应主要有放射性食管损伤,放射性气道损伤,放射性肺损伤,心脏损伤及放射性脊髓病。如果放疗中出现上述不良反应时,不要轻易更改、减少或者中断治疗,否则会降低治疗效果。大多数不良反应都会在放疗结束后逐渐消失。如果病人的反应特别严重,应该及时向医师反应,医师会根据症状给予对症处理。

10. 肺癌病人用了靶向治疗药后,出现皮疹怎么办?

目前,靶向治疗药物(如吉非替尼、厄洛替尼等)因其毒副作用小,疗效稳定,越来越多地被应用于肺癌中晚期的病人。其最常见的不良反应是皮肤毒性。服用厄洛替尼皮疹的发生率在70%以上,吉非替尼为20%。造成病人面部、躯干部的丘疹或脓包样皮疹、痤疮样皮疹、瘙痒、皮肤干燥、甲沟炎等,干扰了病人的日常生活。

对于轻度皮疹,皮肤干燥瘙痒时用抗过敏软膏局部涂抹,保持皮肤清洁,衣着宽松;对中度皮疹,可以口服多西环素或米诺环素;出现重度皮疹,应咨询医师减少靶向药物的用量,合并感染时选择合适的抗生素,保持乐观心态。

11. 肺癌化疗病人出院带中小静脉导管,日常生活中应该注意哪些问题?

中心静脉导管(PICC)避免了因治疗需要而进行的反复静脉穿刺,具有减轻病人痛苦,降低护理工作量等优点,成为肿瘤放化疗及长期大量输液病人首选建立静脉通道的方法。同时,由于肿瘤病人化疗周期长,为了保证病人出院后 PICC 的安全及通畅,使 PICC 充分地发挥其长期留置的优越性,治疗间歇期病人带管出院的健康指导显得尤为重要,因此,导管在院外的维护更应引起病人的重视。

出院后,病人要做到"三可五禁止"。"三可"为①可以淋浴:用保鲜膜在置管部位缠绕2～3周作为"临时袖套",分别确保穿刺点和导管接头距离,"袖套"边缘3～5cm,两端用胶带固定,并在淋浴时举起置管侧手臂。②可以做一般家务:如煮饭、扫地等。③可以做适量运动:为促进血液循环,置管侧手臂可以做握拳、伸展等柔和的运动。

"五禁止":①严禁游泳、打球、拖地、抱小孩、拄拐杖,或者用置管侧手臂支撑着起床。②禁止盆浴、泡浴。③严禁提举5 kg以上重物。④衣服袖口不宜过紧。⑤严禁在置管手臂进行血压测量。

12. 出院后,PICC管如何进行维护?

(1) 带PICC管的病人需要注意个人及家庭卫生,避免到人多的公共场所,避开各种感染因素;做好导管护理(每周1～2次回医院进行冲管、换敷贴等维护)。

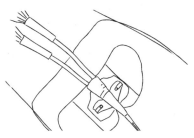

(2) 维护、治疗时,病人应携带PICC管长期护理单及健康教育资料交于专业护理人员。

(3) 如出现下列情况,立即回医院或联系医师:①穿刺点出血量大或出血不止。②敷贴卷边、松脱。③穿刺点周围皮肤红肿、有压痛,甚至红色条索状。④出现皮肤瘙痒、皮疹。⑤出现穿刺点红肿、脓液。⑥管道脱出或进入。⑦出现漏水情况。⑧导管完全断裂。此时不要紧张,立即用胶布固定好身体近端管道,用另一只手的拇指和食指反折导管并捏紧,马上到当地医院处理。

13. 肺癌病人如何降低转移风险?

肺癌病人的肿瘤细胞主要通过直接扩散、血行转移、淋巴转移和支气管内播散的方式转移。降低癌细胞转移风险,自身的身体功能提升是必不可少的,这个过程包含了给予充足营养、治疗不良反应的良好缓解,以及血硒的稳定。特别是补硒,对于癌症病人尤为需要重视。硒是癌基因表达的调控因子,对肿瘤细胞具有促分化、抑分裂、诱导癌细胞程序性死亡的作用。硒能触发细胞凋亡,不需要抑癌基因参与。

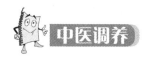

1. 中医对于肺癌是如何认识的?

中医认为,痰结是肺癌的病理基础。关于肺癌的病因病机,《杂病源流犀烛》中的论述较为中肯,其认为:"邪积胸中,阻塞气逆,气不得通,为痰……为血,皆邪正相搏,邪既胜,正不得制之,遂结成形而有块"。认识到痰结而致胸中有形结块的病机。而无论是正气内虚、脏腑失调,还是外邪侵肺、寒热太过,均经过肺气贲郁,积聚成痰的病理过程。无痰,则无以生肺积,故痰结于肺是肺癌的病理基础。

脾为生痰之源,肺为贮痰之器,肺脾气虚,阴阳失和,受于风寒或风热之邪,初未能成积聚,正虚祛邪不力,日久留滞成痰,痰气胶结,乃成肺积。痰瘀化热,灼伤血脉,则咳唾痰血。痰凝着于皮下,则见缺盆结核;流着于骨,则成骨瘭;流于脑,则头痛目瞑。肺癌的脏腑病机与肺、脾二脏密切相关,痰结贯穿于肺癌由原发到转移的整个病程。

2. 中医是怎样治疗肺癌的?

支气管肺癌是肿瘤科常见病,早期治疗首选手术切除。但由于种种原因,就医时大部分病人已至中、晚期,丧失了手术治疗机会。近年来,中医药治疗肺癌已获得确切的疗效,在缓解症状、延长生存期方面发挥了特色。中医中药治疗按病人临床表现症状、脉象、舌苔、神色等应用辨证论治法用中药治疗肺癌,可使病人的症状得到改善,提高免疫疗力;减轻痛苦,提高生存质量,延长寿命。中药可用于肺癌治疗的各个时期,均取得良好的效果。

中医治疗能提高机体免疫力,明显降低术后复发率,防治并发症,提高生活质量,延长生存期。对于中、晚期肿瘤病人及不能耐受手术及放、化疗者,需要采用综合治疗,实践证明,配合中医药治疗较单纯西医支持对症治疗有显著优越性,能明显改善病人的生活质量,减轻痛苦,延长生存时间。

3. 按照中医理论,肺癌是如何辨证分型治疗的?

根据肺癌的病理机转,按照中医的辨证分型特点,大体把肺癌分为肺郁痰热、气虚痰湿、阴虚痰热和气阴两虚 4 个常见的临床证型。

(1) 肺郁痰热型

症状:咳嗽不畅,痰中带血,胸胁痛或胸闷气促,唇燥口干,大便秘结,舌质红或暗红、苔黄,脉弦或弦细。本证为肺气贲郁,血瘀痰壅。

治法:宣肺理气,化瘀除痰。

方药:千金苇茎汤加味。

处方:苇茎 30 g,桃仁、生薏苡仁、茯苓、冬瓜仁各 15 g,浙贝母 20 g,桑叶、三七各 10 g,守宫 5 g,法半夏 12 g,陈皮、甘草各 6 g。

(2) 气虚痰湿型

症状:咳嗽痰多,胸闷短气,少气懒言,纳呆消瘦,腹胀便溏。舌质淡黯或淡红、边有齿印、苔白腻,脉濡或滑。

治法:补气健脾,除痰散结。

方药:参苓白术散加减。

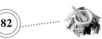

处方:党参、生薏苡仁各 20 g,茯苓、白术、浙贝母、白扁豆、炒穿山甲(先煎)各 15 g,山药 25 g,桔梗、砂仁(后下)各 10 g,陈皮、甘草各 6 g。

(3) 阴虚痰热型

症状:咳嗽少痰,或干咳,咽干不适,或咳痰带血丝,胸满气急,潮热盗汗,头晕耳鸣,心烦口干,小便黄,大便干结。舌质红绛、苔光剥或舌光无苔,脉弦数无力。

治法:滋肾清肺,除痰清热。

方药:泻白散加味。

处方:桑白皮、生地黄、知母、沙参、麦冬、浙贝母、鳖甲(先煎)、生薏苡仁、鱼腥草各 15 g,甘草 6 g。

(4) 气阴两虚型

症状:干咳痰少,咳声低微,或痰少带血,消瘦神倦,口干短气,目暝失寐,烦躁心悸,纳差体乏,舌红干或嫩红、苔白干或无苔,脉沉细。

治法:益气养阴,扶正除积。

方药:生脉散合六味地黄汤加减。

处方:党参、麦冬、五味子、茯苓、熟地黄、山茱萸、百合、浙贝母各 15 g,山药 25 g,桔梗 10 g,冬虫夏草、甘草各 6 g。

4. 如何根据肺癌伴随的症状选择中药?

肺癌病人常出现一些伴随症状,如出现咳嗽,可加杏仁、桔梗、贝母、紫菀、款冬花、甘草、前胡等;出现咯血,加仙鹤草、茜草、白茅根、大小蓟、藕节炭、三七等;出现胸痛,加元胡、威灵仙、白芍、全蝎、蜈蚣、白芷、川芎、穿山甲等。出现胸水,加葶苈子、茯苓、猪苓、泽泻、车前草、桂枝等。发热:加银柴胡、丹皮、地骨皮、青蒿、知母等。

5. 肺癌病人出院后出现咳嗽、咳痰,该怎么办?

首先病人需注意咳嗽有无咳痰,痰液的性质、颜色、量,以及呼吸情况,并遵医嘱雾化吸入后观察有无咳痰及痰液的性质、颜色、量。其次,保持病室空气新鲜、温湿度适宜,避免灰尘及刺激性气味。胸闷者取半卧位或半坐卧位,少说话;痰液黏稠难咯者,可变换体位。家属协助翻身拍背(咯血及胸腔积液者禁翻身拍背),使病人有效咳嗽、咳痰。如病人出现呼吸急促,可嘱其进行深呼吸。保持口腔清洁,咳痰后以淡盐水或漱口液漱口。

进食健脾益气、补肺止咳食物,如山药、白果等。持续咳嗽时,可频饮温开水或薄荷叶泡水代茶饮,减轻咽喉部的刺激。遵医嘱耳穴压豆,可选择肺、气管、神门、皮质下等穴位。

出现咯血时,密切观察咯血的性质、颜色、量及伴随症状,不用力吸气、屏气、剧咳,喉间有痰应轻轻咳出。少量咯血时,应静卧休息;大量咯血时,要绝对卧床,头低脚高位,头偏向健侧,尽量少语、少翻身。及时清除口腔积血,淡盐水擦拭口腔,并及时来院就诊。消除恐惧、焦虑不安的情绪,禁恼怒、戒忧愁、宁心神。少量出血者,可进食凉血养血、甘凉滋养之品,如黑木耳、茄子等。

6. 如病人出现发热,该如何处理?

首先注意观察体温变化及汗出情况,保持病室凉爽,光线明亮,空气保持湿润。卧床休息,限制活动量,避免劳累。家属协助擦干汗液,温水清洗皮肤,及时更换内衣,切忌汗出当风。进食一些清热生津之品,如苦瓜、冬瓜、猕猴桃、荸荠等,忌辛辣、香燥、助热动火之品。对于阴虚内热者,多进食滋阴润肺之品,如蜂蜜、莲藕、杏仁、银耳、梨等。协助病人多饮温开水,漱口液漱口。穴位按摩,可选择合谷、曲池,或耳尖、大椎放血(营养状况差者慎用)。如发热持续不退,应及时来院就诊。

7. 如病人在家出现胸痛,应该如何处理?

首先观察疼痛的性质、部位、程度、持续时间及伴随症状,保持环境安静,光线柔和,色调淡雅,避免噪音及不必要的人员走动。给予病人舒适体位,避免体位突然改变。胸痛严重者,宜患侧卧位。避免剧烈咳嗽,必要时,用手按住胸部疼痛处,以减轻胸痛。指导采用缓慢呼吸、全身肌肉放松、听舒缓音乐等方法。耳穴压豆,可选神门、皮质下、交感、肺等穴位。使用理气活血通络中药外敷。如症状仍不能缓解,应及时来院就诊。

8. 如病人突然出现胸闷、气促,该如何处理?

密切观察生命体征变化,必要时给予吸氧;保持病室安静、空气新鲜、温湿度适宜,避免灰尘、刺激性气味;取半卧位或半坐卧位,减少说话等活动,避免不必要的体力消耗;进行缓慢的腹式呼吸;病情允许情况下,鼓励病人下床适量活动,以增加肺活量;耳穴压豆,可选肺、气管、神门、皮质下、脾、肾等穴位。气促严重者,及时来院就诊。

9. 肺癌病人出现便溏,应怎样处理?

观察排便次数、量、性质及有无里急后重感;保持肛周皮肤清洁。耳穴压豆,可选大肠、小肠、胃、脾、交感、神门等穴位;或穴位按摩,可选足三里、天枢、中脘、关元等穴位;也可以艾灸(回旋灸)腹部,以肚脐为中心,上、下、左、右旁开 1～1.5 寸,时间 5～10 分钟。进食健脾养胃及健脾利湿的食物,如胡萝卜、薏苡仁、赤小豆、栗子等。严重便溏者,适量饮淡盐水,并及时来院就诊。

10. 如病人出现食欲不佳,可如何处理?

对于食欲欠佳的病人,首先做好心理疏导,化解不良情绪。可选脾、胃、交感等穴位耳穴压豆;穴位按摩可选择足三里、阳陵泉、内关、脾腧、胃腧等穴位;进食增加肠动力的食物,如苹果、白萝卜、菠萝等,忌肥甘厚味、甜腻之品,少食多餐。

11. 如病人出现便秘,应如何处理?

病人需规律排便,适度增加运动量;餐后 1～2 小时,以肚脐为中心顺时针腹部按摩,促进肠蠕动;正确使用缓泻剂;耳穴压豆可选择大肠、胃、脾、交感、皮质下、便秘点等穴位;穴位按摩可选择天枢、脾腧、肓腧、大肠腧等穴位,寒证可加灸。进食富含膳食纤维的食物,如蔬菜、菱藕、粗粮等,适当增加液体的摄入。

12. 如肺癌病人出现恶心、呕吐,应如何处理?

保持口腔清洁,使用淡盐水或漱口水漱口。对于体质虚弱或神志不清者,呕吐时,应将头偏向一侧,以免呕吐物误入气管,引起窒息。选择易消化的食物,如蔬菜、水果、山药、小米、百合等;少食多餐,每天 4～6 餐;避免进食易产气、油腻或辛辣的食物;呕吐后不要立即进食,休息片刻后进清淡的流食或半流食;频繁呕吐时,宜进食水果和富含电解质的饮料,以补充水分和钾离子;因呕吐不能进食或服药者,可在进食或服药前先滴姜汁数滴于舌面,稍等片刻再进食,以缓解呕吐;可聆听舒缓的音乐,做渐进式的肌肉放松等;耳穴贴压(耳穴埋豆),可选脾、胃、神门等穴位;穴位按摩,可选合谷、内关等穴位。

13. 肺癌病人如何进行食疗调养?

饮食疗法是肺癌治疗的重要组成部分,如果应用得当,可以有效提高病人的生活质量。

(1)蜂蜜润肺止咳丸:露蜂房、僵蚕各等份,蜂蜜适量。将 3 味药研末,炼蜜为丸。每天 2 次,每次 6 g。功效:润肺化痰、散结消肿。适用于肺癌咳嗽明显者。

(2)甘草雪梨煲猪肺:甘草 10 g、雪梨 2 个、猪肺约 250 g。梨削皮切成块,猪肺洗净切成片,挤去泡沫,与甘草同放砂锅内。加冰糖少许,清水适量小火熬者 3 小时后服用。每天 1 次,具有润肺除痰作用,适用于咳嗽不止者。

(3)冰糖杏仁糊:甜杏仁 15 g,苦杏仁 3 g,粳米 50 g,冰糖适量。将甜杏仁和苦杏仁用清水泡软去皮,捣烂加粳米、清水及冰糖煮成稠粥,隔日一次。具有润肺祛痰、止咳平喘、润肠等功效。

14. 肺癌晚期病人身体较弱,在寒冷的冬季应如何合理进补?

中医强调辨证施食,如果病人的舌苔黄腻或白腻,就应该吃健脾化湿的食物,如薏苡仁、扁豆等,而甲鱼肯定不能吃,因此,实行

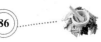

进补应根据病人的具体情况而定。晚期肺癌病人多因病情进展中的各种因素导致进食减少，消化吸收功能差，出现明显的营养不良。饮食上应给予清淡宜消化的高营养食品，少食多餐，如鱼粥、蛋粥、薏苡仁粥、百合粥、枸杞子粥等各种粥类、汤类为主，配合新鲜水果、蔬菜，也可以采用静脉高营养，预防恶病质。

　　另外，不能吃牛、羊肉及无鳞鱼。针对病人当时具体的身体状况选择食物。肺癌病人常有咳嗽、咯血的情况，可选用一些有止咳、收敛和止血的食物，如藕节、莲子、梨、百合、山药、白木耳、豆制品等。病人手术后第2天进食。从清淡流质开始，食物要清淡、细软、易消化吸收为主，因为手术创伤会引起消化系统的功能障碍，所以在食物选择与进补时，不要急于求成。多吃新鲜蔬菜和水果，如绿、黄、红蔬菜，香菇，黑木耳，芦笋，柠檬，红枣等。术后病人的免疫力比较低，此时多吃能增强免疫力、抗癌作用的食物，如山药、扁豆、薏苡仁、菱，金针菜、香菇、蘑菇、葵花籽、猕猴桃、无花果、苹果、沙丁鱼、蜂蜜、鸽蛋和牛奶等食物。

第六章
淋 巴 瘤

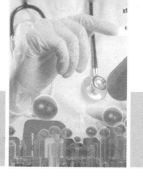

　　淋巴瘤是原发于淋巴结或淋巴组织的恶性肿瘤,又被称为"恶性淋巴瘤",包括霍奇金淋巴瘤(HL)和非霍奇金淋巴瘤(NHL)两大类,临床以无痛性、进行性淋巴结肿大为主要表现。淋巴瘤的早期症状主要是淋巴结肿大,常为颈部、腋下和腹股沟等部位的淋巴结肿大。原因不明的发热也是早期症状之一,有些恶性程度高的淋巴瘤病人可迅速出现高热、黄疸等症状,是病情凶险的表现。在欧美,HL通常有2个明显的发病年龄高峰。第1个30~40岁,第2个小高峰50岁之后。而NHL可发生任何年龄,年龄高峰50~60岁。很多淋巴瘤的病人在发病时并不是就诊于血液科或肿瘤医院,有些病人因为颈部、眼部、腹腔等地方发现肿块,往往就诊于五官科、眼科、外科等。

　　淋巴瘤的主要治疗手段是药物(化疗及免疫药物)和放疗。而手术只是为了明确诊断。实际上,有很大一部分淋巴瘤病人通过化疗和免疫治疗是能治愈的。不少病人在只做一次化疗或者干脆不做。这些病人的生存时间很短,失去了最好的治疗机会。一般来说,淋巴瘤病人经过化疗或者化疗联合免疫治疗获得完全缓解后,每3~6个月要复查1次,以防止疾病复发。

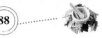

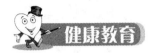

一、饮食指导

1. 淋巴瘤病人的饮食原则是什么?

以进食清淡、易消化、营养丰富为原则,合理膳食,科学进补,注意荤素搭配,粗细搭配,食物品种越多越好,不宜过分忌口、偏食,不宜将食谱限制过窄。多选用富含维生素 C 和维生素 A、增强机体免疫力及具有抗肿瘤作用的食物。

淋巴瘤病人由于疾病本身及化疗等药物影响,都存在不同程度的免疫功能低下,口腔乃至整个消化道的黏膜屏障也常常受损,因此饭菜应当煮熟、煮透并在新鲜状态下尽快食用,避免进食过期变质、来源不明或从小摊小贩处购买的食物;对于新鲜水果,尽量选择能剥皮或削皮的,如橘子、香蕉等,避免草莓、葡萄等不易洗干净的水果。

另外,要注意营养元素均衡,患了淋巴瘤之后不是天天要吃甲鱼、泥鳅、海参之类的"佳肴",仍应当参照膳食金字塔的指导原则,以碳水化合物、蔬果、膳食纤维及优质蛋白为主,避免摄入过多的脂肪和盐分,避免生冷及辛辣等刺激性食物的摄入。还要尽量避免服用所谓的补品、保健品,它们没有宣传中的神奇疗效,却可能加重胃肠道负担,或对肝、肾功能存在潜在的毒性。

2. 淋巴瘤病人放疗后该吃些什么?

经过放疗的病人,对机体损害较大,临床常见灼热伤阴、口干烦躁等郁热伤津的现象。在饮食调理上,要注意多吃滋阴清淡、甘寒生津的食物,如荸荠、鸭梨、鲜藕、冬瓜、西瓜、绿豆、香菇、银耳等。

3. 淋巴瘤病人化疗后该吃些什么？

经过化疗的肿瘤病人，常有消化道反应，如恶心、呕吐，以及由于骨髓抑制，造血功能受损引起的血象下降等现象。在饮食调理上要注意增加食欲和食用营养丰富的食品。此时，除了选择病人平日喜欢吃的食物外，还可用番茄炒鸡蛋、山楂炖瘦肉、黄芪当归羊肉汤、虫草炖牛肉，以及黑木耳、鲜蜂王浆、香菜等食品，既补气血又健脾胃，减少反应，提高疗效。

二、 运动指导

1. 淋巴瘤病人在家如何进行康复？

根据病人的年龄、病情、体质，选择适宜的运动项目、强度、时间，循序渐进，持之以恒，增强身体素质，提高机体免疫力。体能较好者，可打太极、打羽毛球、游泳、骑自行车等；体能较弱者，可散步、静态伸展运动等，但应避免劳累；自我感觉不适时，以卧床休息为主，可室内活动及床上锻炼；当有发热、明显浸润状态时，应卧床休息，以减少消耗保护机体。

2. 淋巴瘤病人康复期运动需注意些什么？

锻炼时，应根据病人自身情况，控制锻炼强度，心率应控制在95～125 次/分；适合的运动项目有散步、慢跑、打太极等，活动量以自己感觉无过度劳累为宜。但需注意，有较重的基础疾病、年龄较大及体质较差者，需家人陪同。

3. 淋巴瘤病人适合哪些类型的运动？

对于体能较好，可自由运动者，可进行散步、打太极拳、跳舞、游泳、骑自行车等。对于卧床不起或瘫痪，无自主活动能力

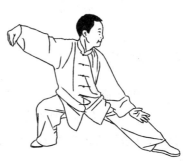

者,可进行助动运动。淋巴瘤术后、肌肉麻痹等,可外力借助自身健肢、别人的肢体或器械进行运动。

三、 用药指导

1. 淋巴瘤病人化疗期间会掉头发吗?

淋巴瘤的化疗药蒽环类(如:多柔比星)易导致脱发,但是暂时的,等疗程结束后,头发会重新生长。

2. 应用多柔比星有哪些不良反应? 有什么注意事项?

多柔比星最常见最严重的不良反应是心脏毒性,所以治疗前后行心电图、心脏超声检查,观察射血分数的变化(治疗期间每3个周期复查心超评估射血分数),注意在用多柔比星前用心脏保护剂右丙氧胺;或脂质体多柔比星替代治疗减轻心脏毒性。有心脏病的病人须慎用或禁用。

3. 服用长春新碱应该注意什么?

长春新碱常见的不良反应是外周神经炎,主要表现为四肢麻木。这个症状是可逆性的,药物减少或停用一段时间后可恢复。建议病人在用药期间多饮水,进清淡、易消化饮食,少食多餐,可减轻不适。

4. 使用泼尼松应注意什么?

泼尼松是糖皮质激素,注意不要空腹服药,有溃疡出血的病人慎用,防止诱发出血的可能。注意有精神疾病的病人也须慎用或禁用。

四、 护理指导

1. 淋巴瘤病人在家需注意什么?

淋巴瘤病人康复期要保持心情舒畅,营养充足,适当进行身体锻炼,以增强机体免疫力。注意保持皮肤、毛发、口腔、会阴、肛周清洁,做到勤洗澡、勤漱口、勤洗手、勤换内衣。进食清淡、易消化、高营养饮食。另外还要定期复查,按时服药。

2. 病人分段化疗期间在家应如何配合工作?

化疗期间,每周查血常规 1～2 次,当出现高热时,需及时来院处理。定期深静脉插管护理。休息期间,加强营养,避免公共场所,以防感染。及时来院化疗。

3. 淋巴瘤病人在家出现哪些情况需立即来院就诊?

淋巴瘤病人免疫力低下,很容易出现不同程度、不同部位的感染,如发热体温超过 38℃,或畏寒、发冷,或咳嗽、流鼻涕、喉咙痛,或小便有烧灼感,或每天排稀便 2 次以上(某些特殊药物会导致稀便的除外)等情况时,需及时来院就诊。

4. 放射损伤皮肤怎么护理?

避免局部皮肤受到冷热刺激,尽量不要使用热水袋或冰袋,沐浴水温在 37～40℃。外出时,避免阳光直接照射,不要使用有刺激性的化学物品,如肥皂、酒精、油膏、胶布。放疗期间,应穿着宽大、质软或丝绸的衣服,洗浴时要注意毛巾柔软、动作轻柔、减少摩擦。保持局部皮肤干燥,防止破损。

5. 化疗后,出现胃黏膜损伤怎么办?

胃肠道黏膜损伤,出现恶心、呕吐、上腹疼痛、食欲缺乏等,此时可进食开胃食品,如山楂、扁豆、山药、白萝卜、香菇等;同时,要少食多餐,避免饱食感。进食要细嚼慢咽,如出现恶心、呕吐,可服鲜姜汁 3～5 ml。饭后 1 小时不要平卧。化疗前 1 小时不要进食。

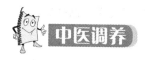

中医调养

1. 对于淋巴瘤,中医是如何认识的?

恶性淋巴瘤临床常以局部淋巴结肿大和全身消瘦、衰弱为特

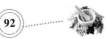

征,属于中医学的"石疽""恶核""失荣""痰核""痞癖"范畴。本病常以正气内虚、脏腑功能失调为本,外感四时不正之气、六淫之邪为诱因而发病。

2. 中药如何防治淋巴瘤化疗产生的不良反应?

(1)出现骨髓造血抑制:选用十全大补汤加减,可协同抗癌并有升血作用。

(2)伴发热贫血:选用小柴胡汤加减,有解热、抗癌、升血作用。

(3)当出现化疗后肾损害时:选用白芍、甘草各 9 g,茯苓15 g,水煎服,有减轻肾损害、降血尿素氮与肌酐的作用。

(4)对于放、化疗后体弱,肌肉酸痛,身热无汗的病人:选用葛根 12 g,麻黄、生姜各 9 g,桂枝、炙甘草、白芍、生地黄各 6 g,大枣 7枚,水煎服。

3. 治疗淋巴瘤的中草药有哪些?

治疗淋巴瘤的中草药有:野葡萄藤、泽漆、天葵子、蟾蜍皮、蛇六谷、守宫、穿山甲、生牡蛎、龟板、鳖甲、皂角刺、黄药子、苍耳子、猫爪草、夏枯草、僵蚕、海藻和薏苡仁等。

4. 淋巴瘤的治疗原则是什么?

早期以祛邪抗肿瘤为主,治法以活血化瘀祛痰、温阳散寒;中期以扶正固本与祛邪抗肿瘤相结合,治法以益气健脾、理气化痰为主;晚期以扶正为主,佐以祛邪抗肿瘤,治法以健脾益肾,温阳补气养阴为主。

5. 中医对于淋巴瘤如何辨证施治?

中医根据辨证施治的特点,将淋巴瘤大致可分为寒痰凝滞证、气郁痰结证、肝肾阴虚证和血热瘀毒型 4 种分型,并根据症状随症加减。

(1)寒痰凝滞证

症状:颈项耳下淋巴结肿大,不痛不痒,皮色不变,坚硬如石,不伴发热,面色苍白,神疲乏力,脉沉细,苔薄白。

治法:温化寒凝,化痰解毒。

方药:阳和汤加减。

随症加减:神疲乏力加黄芪,淋巴结肿坚硬者加莪术、皂刺、天南星、夏枯草。

(2)气郁痰结证

症状:胸闷不舒,两胁作胀,脘腹结瘤,颈腋及腹股沟等处作核累累,皮下硬结,消瘦乏力。脉沉弦或弦滑,舌质淡红,苔白,或舌有瘀点。

治法:舒肝解郁,化痰散结。

方药:柴胡疏肝散合消瘰丸加减。

随症加减:腹部痞块坚硬或巨大者,可加三棱、莪术;颈项等处作核累累可加露蜂房,土鳖虫;痰郁化热者,可加天花粉、蚤休;低热、盗汗可加地骨皮,银柴胡;兼脾虚者,加党参,茯苓。

(3)肝肾阴虚证

症状:五心烦热,午后潮热,腰酸腿软,疲乏无力,纳少胃呆,面苍乏华,形体消瘦,多处淋巴结肿大。脉细数而弱,舌质红或淡红,薄白苔。

治法:滋补肝肾,补养气血。

方药:六味地黄汤合八珍汤。

(4)血热瘀毒型

症状:发热不解,时有盗汗,肿物不断增大,有时皮肤瘙痒,出现硬结或红斑,口干舌燥,烦躁不安,大便干或燥结,舌质红或暗紫,苔黄腻或光绛无苔,脉细而数或细弦。

治法:凉血化瘀,清热解毒。

方药:犀角地黄汤合五味消毒饮。

6. 可以用于淋巴瘤的中药外敷药物有哪些? 如何使用?

淋巴瘤的主要表现为不同程度的淋巴结肿大,因此在治疗上,可以采用中药外敷药物来达到消肿散结的作用。

（1）麝香独角莲散

主治：淋巴结肿大。

功能：解毒化痰。

药物：麝香与独角莲以 1:100 比例混合。用时取散加适量水后，滴入少许食醋，调匀敷肿块上，覆盖面以超出肿块边缘为度，然后用敷料、绷带或胶布固定，每周 1 次，若肿块大于 2 cm×2 cm 以上者，宜先行放疗，待肿块回收至基底部，再敷上药。

（2）蓖麻子松香散

主治：恶性淋巴瘤淋巴结转移。

功能：消肿拔毒。

药物：蓖麻子 49 粒、松香 30 g。上药捣细，摊贴患处。

（3）拔毒活血散

药物：泽漆、华蟾各 60 g，红花、羌活、独活各 20 g，川乌、草乌、川芎、地鳖虫、皂矾、当归各 15 g，猫爪草、乳香、没药、麻黄各 10 g，以上药物分别按规定炮制，粗粉过筛掺匀，装在 20 cm×20 cm 布袋内缝口备用。先将药物在普通饭锅蒸 20～30 分钟，再洒酒50～100 ml。为防止烫伤皮肤，需用干毛巾将药袋包好敷于癌灶原发部位，待温度适宜时，再将毛巾去掉，为确保疗效，需保持一定的湿温度（每次蒸药后务必洒酒 100 ml）。热敷时，药袋上放一热水袋，病人若感太重，可采用立位热敷，待局部感到温度下降时，再将药袋翻转后敷于患处。每天 2～3 次，每次热敷时间应持续 30 分钟，反复间断热敷，每包药用 4 天。

7. 根据中医认识，淋巴瘤病人的饮食需注意些什么？

根据中医整体观念、辨证施治理论，在进行饮食调养时，也需根据不同体质、不同症状等因素进行食物的选择。

（1）不同体质选用不同食物：当脾胃虚弱，中气不足时，可食用乳鸽、鹌鹑、鸡蛋、大枣、生姜和鲜菇等；肝肾阴虚者，可用乌鸡肉、黑豆、黑芝麻和核桃等；血虚者，可食用猪肝、猪骨、鹅血、菠菜和豆制品等。

（2）不同病种选用不同食物：淋巴癌晚期饮食应注意，体虚舌质红时，可选用黑、白木耳，鳗鱼，淡菜，蜂蜜；痰多咳喘者，可用大头鱼、萝卜、枇杷等；黄脓痰多时，可用生梨，柿子。

（3）多吃有一定防癌抗癌的食物，如菜花、卷心菜、西兰花、芦笋、豆类、蘑菇类和海参等。

（4）选用具有软坚散结作用的食物：海蜇、紫菜、淡菜、海参、鲍鱼、墨鱼、海带、赤豆、萝卜和荸荠等。但此类食品性滞腻，易伤脾胃，纳差和发热时要少吃。

8. 淋巴瘤病人吃什么可以补血？

常见的补血食品有黑豆、菠菜、金针菜（黄花菜）、龙眼肉等，补血饮食有炒猪肝、猪肝红枣羹、姜枣红糖水、山楂桂枝红糖汤、姜汁薏苡仁粥、黑木耳红枣饮料等。

补血需补铁，其他含铁的食物，果类中有葡萄干、李子干、杏子干、桃子干最多。含铁丰富的食物主要包括肝脏、肾脏、心脏、胃肠和海带、紫菜、黄豆、菠菜、芹菜、油菜、番茄、杏、枣、橘子。

9. 淋巴瘤化疗出现吃些什么可以防治脱发？

（1）首乌鸡蛋汤：首乌约煮 30 分钟，取浓汤煮鸡蛋，每天服 1次，可养血荣发。适合于血虚所致的脱发。

（2）芝麻红糖粥：黑芝麻 200 g，红糖适量。黑芝麻略炒出香味即可，最好能磨成粉，每次加红糖适量嚼食两汤匙，每天 2 次，补肾养血，荣发。适用于肾虚所致的脱发。

（3）核桃芝麻粥：核桃加芝麻加大米煮粥，每天 1~2 次，补肾养血荣发。适用于肾虚所致的脱发。

10. 淋巴瘤病人化疗后出现骨髓抑制，可以吃些什么？

许多化疗药物均会产生血细胞下降的骨髓抑制现象。因此，在化疗期间，病人可进食富含优质蛋白质、多种维生素和微量元素的各类食品，以及滋补药物和食物，如龟胶、阿胶、鱼鳞胶、蜂王浆、

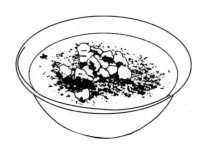

炖猪蹄,应注意不要滋腻碍胃;同时还可以多吃猪肉、牛肉、羊肉、鱼类及枣、花生等,烹制以煮、炖、蒸等方法为佳,能撇掉油的尽量撇掉。

还可选择含铁质较多的食品,如动物(鸡、鸭、猪、牛、羊等)的肝脏、腰子、心脏、蛋黄、瘦肉、蔬菜中的菠菜、芹菜、番茄,水果中的杏、桃、李、葡萄干、红枣、杨梅和无花果等,以纠正肿瘤病人缺铁性贫血;菌类中的香菇、蘑菇、猴头菇、木耳之类富含多糖类,对提高人体的细胞免疫功能有很大的功效,可抑制消灭癌细胞。

11. 淋巴瘤化疗后出现骨髓抑制可以吃些什么?

(1) 枣米粥

用料:花生米、红枣各 30 g,龙眼肉 10 g,大米 50 g。

制法:将花生米、红枣、龙眼肉、大米加水约 500 ml,同煮粥,每天早晚食用,益气养血。

(2) 党参红枣汤

用料:党参 15 g,红枣 50 g,红糖 25 g。

制法:党参、红枣洗净,用冷水泡发后,放入砂锅内,加 1 500 ml 清水,先煎煮 1 小时,再加红糖 25 g 煮开,每天 2 次食用,吃枣喝汤。

(3) 黄芪鸡血藤烧母鸡

用料:母鸡 1 只,黄芪、鸡血藤各 50 g。

制法:将鸡去内脏,取鸡血将黄芪、鸡血藤拌和,置于鸡腹内,加水适量慢火炖熟,再加少许食盐调味,即可饮汤食肉,每周 1～2 次。

12. 化疗后,食欲缺乏可以吃些什么?

病人食欲不好,消化道反应明显,应选择一些清淡、可口,又有降逆止呕作用的药膳。

(1) 鲜芦根汤

用料:鲜芦根 120 g,冰糖 30 g。

制法:鲜芦根加水约 500 ml,煮 20 分钟,加入冰糖即可,每天 1～2 次,或当茶饮。可清胃止呕,缓解化疗期间的恶心、口干等。

(2) 鲜藕姜汁粥

用料:鲜藕(去节)500 g,生姜汁 10 g,大米 100 g。

制法:将共入 1 000 ml 清水,以弱火煮粥,约 1 个小时,熟时加入姜汁即成,每天 1～2 次。可和中养胃,缓解化疗期间食欲缺乏、恶心、呕吐等。

(3) 红萝卜粥

制法:红萝卜 250 g,大米 100 g,姜粉、山楂粉适量。

用料:红萝卜洗净切片,加入大米,水 1 000 ml 共煮粥,约 1 小时。煮熟后,加姜粉、山楂粉即可。每天 1～2 次,理气和胃,缓解化疗期间出现的食欲缺乏、腹胀等症状。

13. 淋巴瘤病人出现肝肾损伤可以吃些什么?

一些化疗药物可以引起肝损伤,出现转氨酶升高,此时应多吃苦瓜、绿豆芽、茶、香菇、木耳、猴头菇等菌类食品,多吃含维生素的水果,如猕猴桃、蜜桃、苹果、葡萄等,多喝绿茶、乌龙茶、蜂蜜水。如肝功能损伤严重,可用五味子、枸杞子各 20 g 炖鲫鱼汤。

若病人出现肾损伤(如作用药物顺铂等),要多饮水,多吃新鲜蔬菜和水果(碱性食品)。一旦出现肾损伤,要限制蛋白质摄入,合并水肿要少吃盐,适当吃动物肾脏、乌鱼,可多吃菠菜和红苋菜,也可多吃一些含水分、利尿作用的水果、蔬菜,如西瓜、黄瓜、冬瓜、丝瓜等。

14. 淋巴瘤化疗病人出现口腔黏膜炎怎么办?

要保持口腔清洁,进食后刷牙,补充高营养流质或半流质饮

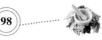

食,如莲子羹、银耳羹、牛奶、豆浆、鲫鱼汤等。进食时避免过热、过酸及刺激性饮食,急性炎症可口含冰块以减少炎性渗出,出现溃疡可用蜂蜜 20 ml,加入研碎的维生素 C 0.1 g,口含,每天 2~4 次。

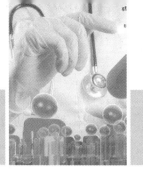

第七章
原发性肝癌

原发性肝癌是常见的恶性肿瘤，其临床表现主要为乏力、消瘦、食欲缺乏、肝痛等。在我国，诱发肝癌的主要因素包括食物黄曲霉毒素污染、饮用水污染、病毒性肝炎感染等。由于起病隐匿，多在肝病随访中或体检普查中应用甲胎蛋白（AFP）及B超检查偶然发现肝癌。早期没有症状或症状不明显，进展迅速。确诊时，大多数病人已经达到局部晚期或发生远处转移，治疗困难，预后很差。如果仅采取支持对症治疗，自然生存时间很短，严重威胁病人的身体健康和生命安全。

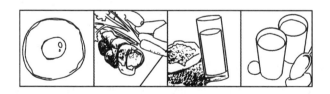

因肝癌进展迅速，预后较差，因此应该未病防变，平时注意防治肝炎，不吃霉变食物，禁饮酒；有肝炎肝硬化病史者和肝癌高发区人群，应定期进行体格检查，作AFP测定、B超检查，以期早期发现，及时诊断。当明确诊断为肝癌后，应注意营养，多吃含能量、蛋白质和维生素丰富的食物和新鲜蔬菜、水果。食物以清淡、易消化为宜；保持大便通畅,防止便秘,可适当应用缓泻剂,预防血氨升高;同时需加强锻炼,增强体质,注意保暖;病人及家属应注意有无水肿、体重减轻、出血倾向、黄疸、疲倦等症状,必要时及时就诊,定期随访。

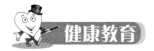

一、饮食指导

1. 为什么说原发性肝癌病人要平衡饮食?

肝癌病人消耗较大,必须保证摄入足够的营养。衡量病人营养状况的好坏,最简单的方法就是能否维持体重。而要使体重维持正常的水平,最好的办法就是要保持平衡膳食,还应多食新鲜蔬菜,而且一半应是绿叶蔬菜。

2. 原发性肝癌病人为什么要补充脂肪与蛋白质?

肝癌病人应多吃富含植物蛋白质的食物,尤其是优质植物蛋白质,如瘦肉、蛋类、豆类、奶类等,以防止白蛋白减少。高脂肪饮食会影响和加重病情,而低脂肪饮食可以减轻肝癌病人恶心、呕吐、腹胀等症状。肝癌病人食欲差,进食量少,如果没有足够量的平衡膳食,必须提高膳食的热量和进食易于消化吸收的脂肪、甜食,如蜂蜜、蜂王浆、蔗糖及植物油、奶油等。肝癌病人应多吃富含蛋白质的食物,尤其是优质蛋白质,如瘦肉、蛋类、豆类、奶类等,以防止白蛋白减少。但是在肝癌晚期,肝功能不好时,要控制蛋白质的摄入,以免过多进食蛋白质诱发肝性脑病。

3. 原发性肝癌病人怎样补充维生素和无机盐?

维生素 A、维生素 C、维生素 E 和维生素 K 等都有一定的辅助抗肿瘤作用。维生素 C 主要存在于新鲜蔬菜、水果中。胡萝卜素进入人体后可转化为维生素 A,所以肝癌病人应多吃富含维生素

C多的蔬菜和水果,如萝卜、南瓜、竹笋、芦笋、苹果、乌梅、猕猴桃等。另外,肝癌病人应多吃含有抗癌作用微量元素的食物,如大蒜、香菇、芦笋、海藻、海带、紫菜、蛤、海鱼、糙米、豆类、全麦面、坚果、南瓜、大白菜、大头菜和动物的肝、肾,以及人参、枸杞子、山药等。值得注意的是,肝癌病人多数有食欲减退、恶心、腹胀等消化不良的症状,多处于全身衰竭状态,进食困难,应以扶正为主,故应进食易消化食物。肝癌晚期病人应进食易消化的食品。

4. 手术后的病人如何确定饮食?

肝脏术后的病人在短期内可少量多餐,每天4餐或每天6餐,以利于食物的消化。糖类营养的摄入最好选择水果和蔬菜;而蛋白则应选择一些高蛋白食物为主,如鱼肉、鸡肉、鸡蛋、豆类、坚果类等;最好避免食用油炸或脂肪含量过高的食物。饮食主要以清淡为主,切忌进食辛辣、粗硬及刺激性强的食物;戒酒。

5. 肝癌饮食的五大禁区是什么?

肝癌病人是属于重病病人,其日常的饮食护理要非常小心。否则就会造成病情加重的悲剧。因此,在饮食的种类及数量上都要加以限制。

(1)发霉食物:发霉食品中的黄曲霉毒素为致肝癌物质,致癌所需时间最短仅为24周,因此食物应妥为存放,一旦发霉就应立即丢弃,尤其是黄豆、花生、红薯、甘蔗等,切不可再食用。此外,花生油同样不宜久贮,如果发现产生哈喇味就不宜食用。否则不仅味道不好,更重要的是会导致癌症。

(2)腌菜咸菜:酸菜、咸菜、咸鱼等腌菜爽口开胃,但腌菜中含有较多量的亚硝胺,实验证明与肝癌的发生有关,最好不吃或少吃。而且切记,一定要腌透之后才能吃。

(3)饮酒:长期饮酒易引起酒精性肝炎,损害肝脏的解毒功能,甚至引起酒精性肝硬化,此乃肝癌发生的危险因素。如果用发霉的花生来下酒,诱发肝癌的可能性会更大。成年男性每人每天饮酒量不能超过 2 杯,女性不能超过 1 杯。

（4）变质后的动、植物油。

（5）辛辣食物。

二、 运动指导

1. 肝癌病人运动时需注意些什么?

肝癌病人应循序渐进,在运动锻炼开始时,运动量要小,随着病人机体功能的改善,运动量可逐渐加大。达到应有的强度后,即维持在此水平上坚持锻炼。应防止突然加大和无限加大运动量,以免发生不良反应。特别是肝癌病人长期卧床者,要想恢复原来的体力活动,一般需要经过相当一段时间。一般可以全身运动为主,对于局部截肢或伴有脑血管病的病人,还应配合相应的局部运动和功能锻炼。

2. 肝癌病人休养在家可以做些什么事情呢?

患了原发性肝癌,并不是说什么事也不能做,可根据自己的实际情况做些力所能及的事情。可适当做些轻的家务活或进行一些轻微的体育活动,如散步、打太极拳、练气功等,但应以自己不感到疲劳为原则,且一定要避免重体力劳动及剧烈的体育活动。因为情绪的激动、重体力劳动及剧烈的活动可能诱发肝癌结节皱襞出血而危及生命。

三、 护理指导

1. 亲友能和肝癌病人共用餐具一起吃饭吗?

患上肝癌一般有两种途径:一是肝炎→肝癌,即病毒型肝癌;二是脂肪肝→肝硬化→肝癌,即非病毒型肝癌。若是乙型肝炎引起的肝癌,也就是第 1 种类型是会传染的,当然传染的不是癌症,

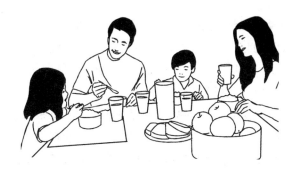

而是乙型肝炎,因此要预防乙型肝炎,而且要避免血液、体液传播。若是第 2 种类型,是不会传染的。

2. 肝癌病人可以上班吗?

可以恢复工作的肝癌病人尽量复工(必须是轻体力劳动)。这是因为病人整天闲散在家,时时会想到自己是病人,加重思想负担,不利于康复,而适当锻炼,回到工作岗位上与同事一起,可以一定程度放下思想包袱,对身体有利。

3. 肝癌晚期病人在家需注意些什么?

(1)避免情绪波动,保持乐观的精神状态,应尽量避免或减少引起情绪波动的各种刺激活动。

(2)避免过度劳累:过度的脑力或体力劳动不仅可使肝癌病人机体的抵抗力降低,促使癌症的复发或转移,而且可加重肝功能损害,导致病情恶化。

(3)戒除不良的生活方式或习惯:忌烟忌酒、不吃霉变的粮食和少吃腌制肉制品等。生活规律,日常起居,户外活动,饮食营养,身体锻炼,规律化。

(4)注意避免感染乙型肝炎和丙型肝炎。

4. 肝癌病人如何进行疼痛护理?

(1)注意力转移:可根据病人的爱好,放一些快声调的音乐,让病人边欣赏边随节奏作拍手动作;或可让病人看一些笑话、相声、幽默小说或视频,来愉悦生活。还可以让病人坐在舒适的椅子上,闭上双眼,回想自己童年有趣的乐事,或者想自己愿意想的任何事,每次15分钟,一般在进食后2小时进行,事后闭目静坐2分钟,这些都可以达到转移止痛的目的。

（2）刺激、放松止痛:对病人的身体进行适当的刺激,有助于减轻病人的疼痛。刺激方法可采用按摩、涂清凉止痛药等,也可采用各种温度的刺激,或用65℃热水袋放在湿毛巾上作局部热敷,每次20分钟,可取得一定的止痛效果。全身松弛可以让人有轻快感,肌肉松弛可阻断疼痛反应。可以让病人闭上双目,作叹气、打呵气等动作,随后屈髋、屈膝平卧,缓慢做腹式呼吸。或者让病人在幽静环境里闭目进行深而慢的吸气与呼气,使清新空气进入肺部,达到止痛目的。

5. 肝癌病人如何做好心理调适?

病人一旦得知自己得了癌症,往往坐立不安,多方求证,心情紧张,猜疑不定。因此,应言行谨慎,要探明病人询问的目的,科学而委婉地回答病人所提的问题,不可直言,减轻病人受打击的程度,以免病人对治疗失去信心。当病人确切知道自己患有癌症,常表现为害怕、绝望,失去生的希望,牵挂亲人。家属应同情病人,给予安慰,鼓励病人积极接受治疗,以免耽误病情,并强调心理对病情的作用,鼓励病人以积极的心态接受治疗。

病人证实自己患癌症时,会产生悲观、失望情绪,表现为失望多于期待,抑郁不乐,落落寡合。此时应给予关怀,说明疾病正在得到治疗,同时强调心情舒畅有利于疾病预后。

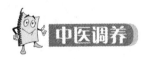
中医调养

1. 对于原发性肝癌,中医是如何认识的?

虽然中医没有"肝癌"一词,但古医术关于该病的描述由来已久,《难经》记载"积者,阴气也……左右有所穷处";《灵枢·邪气脏腑病形》记载"肝脉,微急为肥气,在胁下若覆杯"。中医将肝癌归于"积聚""肥气""症瘕""呕血""鼓胀""便血""黄疸"等范畴。它是由于脏腑气血亏虚、脏腑蓄毒,加上七情失和、饮食不节,从而导致气血凝滞、邪毒凝结、肝郁气滞、痰湿内阻、产生痰、热、虚、瘀、湿、毒等病理产物,互结胁下,留而成积。虽病位在肝,然与肾、脾、胃关系密切。多属正虚邪实,即脾脏虚损、肝阴不足,痰湿、瘀毒结聚。

2. 肝癌术后,中医是怎么治疗的?

外科手术或放、化疗后养生调护尤其重要。中医强调调理脏腑功能,平衡已经失调的机体阴阳。若外科手术放、化疗后病人体质尚可,需定期复查,根据清热解毒、软坚散结、理气活血、活血逐瘀的原则巩固效果,降低复发。若外科手术及放、化疗后,病人体质羸弱,则以益气祛瘀、补肾健脾为主,选用六味地黄丸、血府逐瘀汤、生脉散、香砂养胃丸、归脾汤化裁使用,对增强体质、改善症状、减少复发转移、减轻西药不良反应有较好疗效。

3. 治疗肝癌的中草药有哪些?

肝癌晚期病人往往失去了手术、化疗、介入的治疗机会,且这些方法均有很大的毒副作用,而中草药却能达到一定的疗效。根据功效,可将这些药物分为以下6类。

(1)清热解毒类:七叶一枝花、半枝莲、白花蛇舌草、苦参、龙葵、犀黄、菝葜、大蓟、拳参、蛇莓、紫草、墓头回、漏芦。

(2)活血化瘀类:八角莲、水蛭、水红花子、石见穿、地鳖虫、王不留行。

(3)除痰散结类:夏枯草、牡蛎、海藻、穿山甲。

(4)利水渗湿类:石打穿、半边莲、泽漆。

(5)扶正类:龟板、黄芪、人参。

(6)消肿止痛类:蟾蜍、铁树叶。

4. 中医对于原发性肝癌如何辨证施治?

根据中医辨证施治的理论,大体可以将原发性肝癌分为肝郁脾虚证、肝胆湿热证、肝热血瘀证、脾虚湿困证和肝肾阴虚证 5 类,并随症加减。

(1) 肝郁脾虚证

症状:上腹肿块胀闷不适,消瘦乏力,倦怠短气,腹胀纳少,进食后胀甚,口干不喜饮,大便溏数,小便黄短,甚则出现腹水、黄疸、下肢水肿,舌质胖、舌苔白,脉弦细。

治法:健脾益气,疏肝软坚。

方药:逍遥散合四君子汤加减。

(2) 肝胆湿热证

症状:头重身困,身目黄染,心烦易怒,发热口渴,口干而苦,胸脘痞闷,胁肋胀痛灼热,腹部胀满,胁下痞块,纳呆呕恶,小便短少黄赤,大便秘结或不爽,舌质红,舌苔黄腻,脉弦数或弦滑。

治法:清热利湿,凉血解毒。

方药:茵陈蒿汤加味。

(3) 肝热血瘀证

症状:上腹肿块石硬,胀顶疼痛拒按,或胸胁疼痛拒按,或胸胁炽痛不适,烦热,口干唇燥,大便干结,小便黄或短赤,甚则肌肤甲错,舌质红或暗红,舌苔白厚,脉弦数或弦滑有力。

治法:清肝凉血,解毒祛瘀。

方药:龙胆泻肝汤合下瘀血汤加减。

(4) 脾虚湿困证

症状:腹大胀满,神疲乏力,身重纳呆,肢重足肿,尿少,口黏不欲饮,时觉恶心,大便溏烂,舌淡,舌边有齿痕,苔厚腻,脉细弦或滑或濡。

治法:健脾益气,利湿解毒。

方药:四君子汤合五皮饮加减。

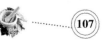

（5）肝肾阴虚证

症状：鼓胀肢肿，蛙腹青筋，四肢柴瘦，短气喘促，唇红口干，纳呆畏食，烦躁不眠，溺短便数，甚或循衣摸床，上下血溢，舌质红绛、舌光无苔，脉细数无力，或脉如雀啄。

治法：清热养阴，软坚散结。

方药：一贯煎加味。

5. 可用于原发性肝癌的中药外治法有哪些？如何使用？

可以用于原发性肝癌的中药外治法包括：①中药外敷，抗癌止痛中药直接外敷癌肿病灶部位以缓解疼痛，或缓解癌性腹水。②中药介入治疗：中药瘤体内注射治疗、中药肝动脉灌注治疗（鸦胆子油、华蟾素、榄香烯等）和中药肝动脉灌注加栓塞治疗。③针灸治疗和穴位注射等。

6. 原发性肝癌肝区疼痛怎么办？中药外治法有哪些？

（1）普陀膏

组成：血竭、地龙、全虫、蜈蚣、水红花子、僵蚕、木鳖子、大风子、土元、虻虫、冰片等。

制法：用香油熬炼制成膏剂，每帖外敷5～7天，休息3天再敷用，12帖为1个疗程。

（2）止痛酊剂

组成：冰片30 g。

制法：将冰片投入白酒500 g中即可，使用时将药液外涂肝区疼痛处，每天可涂10余次。皮肤溃烂处禁用。

7. 人体常用养肝防癌穴位有哪些？

养肝穴位有很好地预防肝癌的作用，包括大敦穴、太冲穴、行间穴、肝俞穴等穴位。大敦穴位于大脚趾内侧的趾甲缝旁边。大敦穴取穴时，可采用正坐或仰卧的姿势，大敦穴位于大拇指（靠第2趾一侧）甲根边缘约2 mm处。太冲穴位于足背侧，第1、2跖骨结合部之前凹陷处。按摩刺激太冲穴，能很好地调动肝经的元气，使肝脏功能正常。行间穴位于大脚趾和二脚趾缝上可以泻肝火。肝俞穴位于背部,第9胸椎棘突下,旁开1.5寸,是肝的背俞穴,肝俞与太冲搭配,在中医里属于"俞原配穴"法,能够补肝阴,养肝柔肝。

8. 喝酒会引起肝癌吗?

"酒伤肝"的观念已深入民心,酒的主要成分乙醇进入人体后只有10%自肠胃排出,90%则需通过肝脏代谢,而代谢所产生的中间产物乙醛对肝细胞有直接的毒害作用,乙醛可使肝细胞反复发生脂肪变性、坏死和再生,而导致酒精性肝病,包括酒精性脂肪肝、酒精性肝炎、肝纤维化和肝硬化,进而有发展成肝癌的倾向。

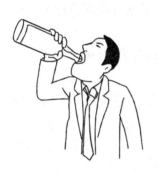

那究竟喝多少才适宜? 对于亚洲人来说,建议每天酒精摄入量勿超过20 g,酒精摄入量(g)＝饮酒量(ml)×酒精浓度×0.8。在这个范围内饮酒,换算成50°白酒就是50 g,相当于1瓶(600 ml)啤酒的量。每多饮用10 g酒精(大约相当于1杯酒精饮料),患肝癌的风险将会增加约4%。

9. 肝癌介入治疗后出现了不同症状,在饮食方面有哪些注意事项?

对于恶心、呕吐者,可服生姜,并给予无刺激、易消化饮食;少食多餐,尽量照顾其原有的饮食习惯;食物温度适宜;进食时不宜多饮水;进食速度宜慢;饭后半小时勿平卧;禁食油腻或煎炸食物。严重呕吐者,可给止吐剂,并在进食前先滴姜汁数滴于舌面稍等片刻后再进食,必要时给全静脉营养支持。腹痛病人,可将麻油、醋适量加入所食菜中,有止痛作用。腹水严重者,应限制水的摄入量,给予低钠饮食,禁食腌制食物,可用糖醋烹调法以调剂口味。有黄疸者,可食用百合、丝瓜、荸荠、麻油等辅助退黄。

10. 肝癌术后,可以用哪些药膳进行调养?

(1) 归参炖鸡

材料:母鸡 500 g,当归、三七各 10 g,调味适量。

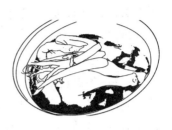

制法:将鸡肉洗净,切块,放沙锅中,加生姜,诸药(布包)及清水适量,武火煮沸后,转文火炖至鸡肉烂熟,去药袋,调入食盐、胡椒粉、味精即成。

功效:活血补血。适用于肿瘤以血瘀为主要见证者。表现为肋下或局部肿块、质硬、疼痛固定不移、舌紫暗、脉细涩等。

(2) 菱粉薏苡仁粥

材料:菱角粉、薏苡仁各 50 g,山药、糯米各 100 g,佩兰叶、浙贝粉各 10 g。

制法:山药切片,薏苡仁水泡开,佩兰叶布包泡开,加入糯米,冷水烧开,再加入菱角粉和浙贝粉调匀,煲粥。

功效:祛痰利湿。适用于肿瘤痰湿较重者。表现为食欲缺乏,痰多口黏、胸脘痞闷、身重乏力,苔白厚,脉滑等。

(3) 八珍鸡汤

材料:母鸡 1 000 g,当归、白芍、熟地、川芎、白术、甘草各 6 g,党参、茯苓各 10 g,生姜 3 片,调料适量。

制法:将鸡肉洗净,切块,放沙锅中,加生姜,诸药(布包)及清水适量,武火煮沸后,转文火炖至鸡肉烂熟,去药包,调入食盐、胡椒粉、味精即成。

功效:气血双补。适用于肿瘤病人手术及放、化疗后红、白细胞下降等。表现为面色苍白、咽干口燥、动则气喘、心悸、失眠等症状。

11. 肝癌晚期的食疗方有哪些?

肝癌晚期病人在饮食上应高蛋白、高热量、高维生素、低脂肪、软而易消化且温冷适宜的清淡饮食为宜,并遵循少食多餐的饮食原则,在饮食上应多样化、营养化、可口化以增加病人的食欲,建议病人多进食新鲜水果、蔬菜,以补充机体对维生素及微量元素的所需,以提高免疫力。

(1) 冬虫夏草甲鱼

材料:冬虫夏草 30 g,甲鱼 150 g。

制法:将冬虫夏草、甲鱼共蒸至熟烂即可,冬虫夏草与甲鱼汤均可食用。每周 1 次,不宜多食,尤其是消化不良者、失眠者不宜食用。忌饮白酒、辣椒、猪肉、韭菜、肥肉、油煎炸、坚硬的食物及刺激性调味品。

功效:滋阴、清热、散结、抗癌,提高机体免疫功能。

(2) 茯苓清蒸鳜鱼

材料:茯苓 15 g,鳜鱼 150 g。

制法:加水及调料同蒸至熟烂即成。吃鱼喝汤。

功效:健脾利湿,益气补血。

(3) 翠衣番茄豆腐汤

材料:西瓜翠衣 30 g,番茄 50 g,豆腐 150 g。

制法:将西瓜翠衣、番茄和豆腐全部切成细丝做汤食。

功效:健脾消食,清热解毒,利尿、利湿等。虚寒体弱不宜多服。

12. 肝癌病人化疗后可以吃些什么粥?

肝癌病人化疗后,常食欲缺乏,不思饮食,此时可以进食一些清淡的粥类来增加食欲。

(1) 香菇百合山药粥

配方:香菇 20 g,百合 25 g,山药 30 g,粳米 50 g。

制法:前 3 味洗净切片,与淘洗干净的粳米一同入锅,加水适量,大火煮沸,改小火煮至粥稠即成。早晚分食。

功效:滋阴生津,健脾养胃。主治肝癌化疗后,头昏目眩、口干

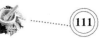

咽燥、饮食不香、神疲乏力、舌红少津等症。

（2）枣粥

配方：大枣 10～15 枚，粳米或糯米 100 g，砂糖适量。

制法：将大枣去核洗净，与粳米或糯米同置入锅内，加水适量煮粥，待粥熟加入砂糖调味可食。每天或隔日早晚餐时温热服食。

功效：健脾养胃，补气血，养心安神，并有抗癌作用。主治胃癌等癌症，脾胃虚弱，气血不足，心悸不寐，以及癌症体弱或化疗期间白细胞减少肝功能受损等。

注意事项：肝癌兼有糖尿病者忌食。

（3）归芍杞子粥

配方：当归、白芍、枸杞子各 20 g，粳米 100 g，冰糖 30 g。

制法：先将当归、白芍分别洗净，放入砂锅，加水适量，浓煎 30 分钟，过滤，取汁备用。再将枸杞子、粳米淘洗干净，放入砂锅，加水适量，大火煮沸后，改用小火煨煮 30 分钟，煨煮至粥将成时，加入当归、白芍浓煎汁及冰糖（研成末），待冰糖完全溶化，拌匀即成。早、晚 2 次分服，食粥，嚼食枸杞子。

功效：补肝养血，养阴柔肝。主治肝癌化疗后出现肝损害者。

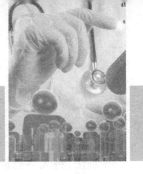

第八章
宫 颈 癌

宫颈癌是全球妇女中仅次于乳腺癌和结直肠癌的第3个常见的恶性肿瘤,在发展中国家是仅次于乳腺癌居第2位常见的恶性肿瘤,是最常见的女性生殖道恶性肿瘤。宫颈癌病人经过正规治疗后,一般体质都比较差,因此要使虚弱的身体迅速恢复,一定要保证充分的休息。良好的生活环境可以给病人带来愉快的心情,减少忧愁。宫颈癌康复期的病人,应根据机体的体质状况,适量参加一些体育活动,恢复体力,增强体质,提高身体的免疫功能,达到防癌抗癌、机体康复的目的。另外还应根据自身的条件、兴趣和爱好,培养良好的情趣,如欣赏音乐、写诗作画、种花养鸟、下棋抚琴等,充实自己,精神上有所寄托,有所追求,从而振奋精神,饱满情绪,争取康复。

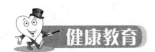

一、饮食指导

1. 宫颈癌病人早期可以吃些什么?

宫颈癌早期对消化道功能一般影响较小,以增强病人免疫力为主,应尽可能地补给营养物质,蛋白质、糖、脂肪、维生素等均可合理食用。当病人阴道出血多时,应服用些补血、止血、抗癌的食品,如藕、薏苡仁、山楂、黑木耳、乌梅等。当病人白带多水样时,宜滋补,如甲鱼、鸽蛋、鸡肉等。当病人带下多黏稠,气味臭时,宜食清淡利湿之品,如薏苡仁、赤小豆、白茅根等。

2. 宫颈癌术后病人饮食需注意什么?

手术后,饮食调养以补气养血,生精填精之膳食,如山药、桂圆、桑葚、枸杞、猪肝、甲鱼、芝麻、驴皮胶等。

3. 宫颈癌放疗病人饮食原则是什么?

放疗时,饮食调养以养血滋阴为主,可食用牛肉、猪肝、莲藕、木耳、菠菜、芹菜、石榴、菱角等;若因放疗而出现放射性膀胱炎和放射性直肠炎时,则应给予清热利湿,滋阴解毒作用的膳食,如西瓜、薏苡仁、赤小豆、荸荠、莲藕等。

4. 宫颈癌化疗病人饮食原则是什么?

化疗时,饮食调养以健脾补肾为主,可用山药粉、薏苡仁粥、动物肝、阿胶、甲鱼、木耳、枸杞子、莲藕、香蕉等。出现消化道反应,恶心、呕吐、食欲缺乏时,应以健脾和胃的膳食调治,如蔗汁、姜汁、乌梅、香蕉、金橘等。

5. 宫颈癌晚期病人可以吃些什么?

应选高蛋白、高热量的食品,如牛奶、鸡蛋、牛肉、甲鱼、赤小豆、绿豆、鲜藕、菠菜、冬瓜、苹果等。

6. 宫颈癌病人的饮食禁忌是什么?

烟酒、咖啡、可可、冰冻食品。熏腌、煎炸、烧烤、发霉食物和辣椒、葱姜、大蒜等刺激性食物。其中,子宫癌晚期病人饮食注意禁食还包括羊肉、虾蟹、鳗鱼等发物,以及桂圆、红枣、阿胶等热性、凝血性和含激素的食品。

二、运动指导

1. 宫颈癌病人在家如何锻炼?

（1）笔直站立：身体放松，自然站立，头向上顶，双脚踏地如树生根，整个身体越站越直，病人在进行这个动作锻炼的时候应注意不要憋气。保持身体越站越直的状态一会儿后全身逐渐放松，双目微闭，呼吸自然，用心体验轻轻呼吸的时候整个身体静逸舒适的感觉，重复这一动作5~8次。

（2）张手握拳：身体放松，自然站立、平坐或者仰卧均可，两手握拳，然后从小指开始，逐渐将手指伸开，其顺序依次是小指、无名指、中指、食指、拇指。手指伸开时要迅速、有力。从小指开始，内收握拳，顺序依旧是小指、无名指、中指、食指、拇指。收拳时要做到缓慢、有力。然后，再依次将手指一一打开，重复这一动作5~8次。

（3）咬牙运动：身体放松，自然站立、平坐或者仰卧，自然站立、平坐或者仰卧均可，呼吸自然，全身放松，然后逐渐将牙咬紧，连续咬紧一会儿后逐渐放松，重复这一动作5~8次。

（4）脚趾运动：身体放松，自然平躺，脚趾一对一打开，其余脚趾保持合拢。全打开后保持一会儿后逐渐放松，重复这一动作5~8次。注意合拢后大脚趾打开的时候最难，慢慢来，别太勉强，否则容易抽筋。

（5）提肛训练：身体放松，自然站立、平坐或者仰卧均可，然后逐渐将会阴部稍向内提紧，稍停，逐渐放松，稍停，再逐渐将会阴部稍向内提紧，稍停，逐渐放松，重复这一动作5~8次。

（6）闭目养神：身体放松，自然站立、平坐或者仰卧均可。"闭目养神"时，要排除杂念，自然站立，精力集中，无思无虑，呼吸自然，全身放松，达到入静的境地，然后稍用意去体验轻轻呼吸的时候,整个身体会有静逸舒适的感觉。

2. 宫颈癌术后,如何进行康复锻炼防治尿潴留?

盆底肌肉康复训练:术后第 5 天开始在床上进行提肛、收腹锻炼。盆底肌肉锻炼时,先收缩肛门再收缩阴道、尿道,以产生盆底肌上提的感觉。在吸气时收缩、每次收缩维持 6～10 秒,呼气时放松。每次锻炼要连续 5～10 分钟,每天 3 次,并随身体的恢复逐渐增加锻炼次数。

三、 护理指导

1. 如何帮助宫颈癌术后病人进行心理调适?

病人因对癌症充满恐惧,往往不配合治疗。对此类病人,医护人员应与其接触、耐心讲解宫颈癌并非不治之症,早期宫颈癌预后还是比较乐观的。由于病人对宫颈癌的认识不够,担心医疗费用、疾病的预后,表现为烦躁不安、食欲缺乏、入睡困难等,针对此类病人可采取个别交谈形式,向病人介绍疾病的治疗、护理及预防的相关知识,帮助病人根据病情和经济能力,合理使用资金避免浪费,使病人以平静的心态积极配合治疗。

肿瘤晚期病人易产生悲观、绝望心理,对治疗丧失信心,表现为情绪低落,对人、对事冷漠,语言减少,行动迟缓,有自杀意愿或行为。针对此类病人,应多沟通、多疏导、多关心,鼓励病人正确看待生死,坦然面对疾病,树立正确的生命观,帮助病人减轻癌痛及抗癌治疗的不良反应。

子宫及附件切除引起的内分泌紊乱和化疗脱发引起的形体改变,使病人自尊心严重受损,她们会自认为失去了女性魅力,不愿与人交往。因

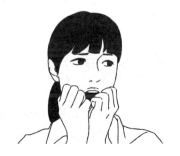

此,要多关心体贴病人,鼓励病人以坚强的意志力战胜疾病。有的病人得知自己患了癌症以后,不是消极处世,而是有病乱投医,甚至偏听偏信偏方。针对此类病人应与之沟通,向病人说明治病要有科学依据,要依据病情变化制订切实可行的治疗方案,不能轻信偏方,同时要取得家属配合。

2. 宫颈癌术后在家需注意什么?

常做深呼吸,在氧气多的地方,微张开嘴慢吸气。多注意摄入富含维生素 C 的蔬菜,如菜花、白萝卜、小白菜、油菜等。以植物性营养为主,定时、定量,千万不要暴饮暴食。避免过多进食油炸、刺激性强的食物,以及含色素、防腐剂、香精、糖精、变质等食品。多吃豆制品。多在心里鼓励自己积极进行治疗,保持一个良好的精神状态,保持充足的睡眠,提高治疗的效果。

3. 宫颈癌病人可以过性生活吗?

一般来说,当病人得知患有癌症时,情绪低落,降低了对性生活的兴趣和要求,而对于处于虚弱状态下的病人确实不宜进行性生活的。家属也可能有所顾虑,可能担心"性生活会对病人身体有害",也可能担心"性生活后肿瘤会传染给自己"等。其实,这些都没必要担心。当肿瘤治疗结束且病情稳定后,随着身体状态的恢复,对疾病和治疗带来的种种变化有所适应。有规律的性生活不但对身体无害,而且有利于增强病人的信心,有利于病人的康复。从另一面也可以反映病人整体功能的恢复。如何把握性生活的适度,一般而言,以性生活不感到勉强,并在次日不感到疲乏为宜。

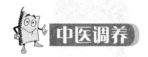

1. 对于宫颈癌,中医是如何认识的?

中医学中没有与宫颈癌相对应的病名,其论述散见于带下、癥痕、崩漏、月经不调、阴疮等病证中。中医认为,宫颈癌的发生是多种原因综合作用的结果,其致病因素分为先天和后天,内因和外因合而致病。本病以正虚冲任失调为本,湿热瘀阻而成,总属本虚标实。冲任损伤,肝、脾、肾诸脏虚损为内因;七情所伤、房事不洁、早产、多产等为外因。症状表现为正虚邪实,寒热并存。治疗上当扶正祛邪兼顾。一方面,补虚扶正,调理后天之本;另一方面,化瘀通络,涤痰软坚,除湿解毒,清利浊热,抗癌消瘤以祛邪。

2. 中医对于宫颈癌如何辨证施治?

中医根据辨证施治的理论,对宫颈癌的治疗大致可分为肝郁气滞、湿热瘀毒、肝肾阴虚和脾肾阳虚 4 型,并根据症状随症加减。

(1) 肝郁气滞证

症状:白带增多,偶带血丝,小腹胀痛,月经失调,情志郁闷,心烦易怒,胸胁胀闷不适,舌苔薄白,脉弦。

治法:舒肝散结,调理冲任。

方药:逍遥散合二仙汤加减。

随症加减:气郁甚者,加佛手、香附、郁金;肝郁化火,潮热颧红者,加牡丹皮、栀子;血虚甚者,加地黄、何首乌;少腹胀或痛甚者,加川楝子、延胡索;纳少腹胀者,加炒麦芽、鸡内金,另可酌加土茯苓以解毒。

(2) 湿热瘀毒证

症状:白带量多,色如米泔或浊黄,气味秽臭,下腹、腰骶酸胀疼痛,伴见口干口苦,大便秘结,小便黄赤,舌质红,苔黄或腻,脉滑数。

治法:清热解毒,活血化瘀。

方药:八正散加减。

随症加减:热毒甚者,加蒲公英、蚤休;口渴思饮者,加天花粉、石斛;心烦难寐者,加黄连、茯神;腰酸痛者,加桑寄生、杜仲;小腹痛甚者,加赤芍、台乌药;阴道流血者,加三七粉(冲)、牡丹皮。

（3）肝肾阴虚证

症状：白带量多，色黄或杂色，有腥臭味，阴道不规则出血，头晕耳鸣，手足心热，颧红盗汗，腰背酸痛，下肢酸软，大便秘结，小便涩痛，舌质红绛，苔少，脉细数。

治法：滋阴清热，化瘀解毒。

主方：知柏地黄汤加减。

随症加减：下焦热毒甚者，酌加土茯苓、白花蛇舌草；出血量多者，加白茅根、茜草、仙鹤草；阴虚目糊干涩者，酌加枸杞子、杭菊花；大便秘者，加火麻仁、郁李仁；少腹痛，口干欲频频少饮者，加鳖甲、乳香、没药。

（4）脾肾阳虚证

症状：白带量多，有腥臭味，崩中漏下，精神疲怠，面色苍白，颜目水肿，腰酸背痛，四肢不温，纳少乏味，大便溏薄，小便清长，舌淡胖，苔薄白，脉沉细无力。

治法：温肾健脾。

方药：参苓白术散合肾气丸加减。

随症加减：崩漏不止者，加血余炭、大蓟、小蓟；肾虚夜尿次数增多者，酌加补骨脂、益智仁；泄泻不止者，加诃子、肉豆蔻；湿毒甚者，加土茯苓、七叶一枝花；大汗淋漓，似有阳脱之兆，急加人参回阳固脱；腰膝冷痛甚者，加杜仲、续断、狗脊。

3. 中医如何治疗宫颈癌放疗后的不良反应？

宫颈癌放疗后，病人常出现二便频数的直肠及膀胱反应，如出现频频便意，里急后重，日解十余次，甚则数十次，便下黏冻或夹鲜血，有时便如稀水等直肠反应时，治以清热解毒，健脾化湿，方用白头翁汤（白头翁 15 g，黄柏、秦皮各 12 g，黄连 4 g）。如伴有小腹胀痛，加广木香、白芍；口干苦者，加芦根、花粉；热毒甚者，加马齿苋、败酱草；小便赤涩痛者，加川木通、泽泻。

放疗后期，常见尿频、尿涩、尿急、尿痛，有时伴见血尿，少腹作胀等膀胱反应,此时应滋阴清热,解毒利尿,方用导赤散(生地 20 g,川木通 12 g,淡竹叶 6 g,甘草梢 3 g),如伴有尿黄赤,加车前子;血尿量多,酌加自茅根,生地改生地炭;热毒甚者,加焦山栀;口干渴者,加天冬、麦冬;小腹胀痛者,加佛手;大便秘结者,可酌加生大黄。

4. 常用治疗宫颈癌的中成药有哪些?

(1) 莪术制剂:具有抗菌抗炎的作用。其不良反应主要是过敏反应,表现为皮疹、全身发痒,面部潮红,并伴有胸闷,心前区不适,喉头发紧,恶心欲吐,严重者呼吸困难,过敏性休克,对本品过敏者禁用。

用法用量:莪术油注射液,每次 10～20 ml,以 5％或 10％葡萄糖液稀释 10 倍后,肿瘤局部注射或动脉插管注射,每天或隔天 1次。莪术醇注射液,每支 10 ml,每次 10 ml,肿瘤局部注射,每天 1次。复方莪术注射液,每支 2 ml 或 5 ml,每次 2～5 ml,肌内注射,每天 2 次;或每次 100～300 ml,静脉注射,每天 1 次。

(2) 复方斑蝥胶囊:每次 2 粒,每天 3 次,口服,30 天为 1 个疗程。

(3) 鸦胆子油:5％或 10％鸦胆子油,每次 4～8 ml。每周 2次,肿瘤局部注射。

5. 防治宫颈癌术后的中医外治法有哪些?

尿潴留是宫颈癌术后的常见并发症,其发生机制与术中盆神经纤维损伤有关,虽然术后通过膀胱再训练可以促进膀胱功能恢复,但尿潴留发生率仍很高,通过中药熏蒸、按摩等方法可以解除尿道外括约肌痉挛、降低尿道压力,改善排尿困难。

(1) 中药熏蒸:取中药黄芪、泽兰、路路通各 40 g,桃仁、柴胡各 30 g,瞿麦、升麻各 20 g,每天 1 剂,武火煎沸后改小火煎煮 20分钟,倒入盆中,趁热熏蒸病人会阴部,每次 15～20 分钟,每天 1次。尿黄赤者,加车前子;血尿量多者,酌加自茅根,生地改生地炭;热毒甚者,加焦山栀;口干渴者,加天冬、麦冬;小腹胀痛者,加佛手;大便秘结可酌加生大黄。

（2）锥切疗法:适用于宫颈重度非典型增生、宫颈鳞状上皮原位癌（包括累及腺体）、宫颈鳞癌Ⅰ A 期（早期间质浸润癌,浸润深度不超过 3 mm）。

1）三品一条枪:白砒 45 g,明矾 60 g,雄黄 7.2 g,没药 3.6 g。

制法:白砒及明矾分别研成粗粉,混合后煅成白色块状物,研细加雄黄、没药粉,混合均匀,压制成型,紫外线消毒后备用。

2）双紫粉:紫草、紫花地丁、草河车、黄柏、旱莲草各 30 g,冰片 3 g。

制法:共同研成细末,高压消毒后供外用。

3）鹤酱粉:仙鹤草、败酱草、金银花、黄柏、苦参各 30 g,冰片 3 g。

制法:共同研成细末,高压消毒后供外用。

"三品"具有促宫颈组织凝固坏死、自溶脱落作用,是主要药物;双紫粉或鹤酱粉具有清热解毒、制腐止血作用,是辅助药物,可任选一种。将药饼或杆敷贴于宫颈病灶处或插入宫颈管内,用凡士林纱布保护阴道穹窿,再用双紫粉等辅助药物棉球压紧固定,48小时换凡士林纱布。每天换双紫粉 1 次,一般 5～8 天脱落。根据具体情况,上药 5～10 次可达近期治愈。

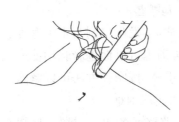

（3）按摩:病人仰卧位,取穴关元、三阴交、气海,用一指禅推法进行局部推按,以拇指为着力点,力量适中,循序渐进,以病人能够耐受为度,每穴按摩 3～5 分钟,然后进行掌揉法,双手掌重叠放于下腹部进行按揉,用力由轻到重、柔和、均匀,每次 3～5 分钟,每天 1 次,连续按摩 1 周。

（4）艾灸中极穴:取优质陈年艾条 1 根,点燃后对准中极穴（脐下 4 寸）皮肤行温和灸,每次 30 分钟,每天 1 次,连续治疗 1

周。施灸过程中注意避免烫伤。

6.宫颈癌术后,如何配合中药补益和预防术后复发或转移?

一般来说,在术前应用扶正祛邪中药,可用四君子汤、八珍汤、十全大补汤、保元煎、六味地黄汤随症加减。术后当补益气血、健脾和胃、益肾固本,常用八珍汤、六味地黄汤随症加减。待病人一般状况得到改善后,为预防术后复发或转移,特别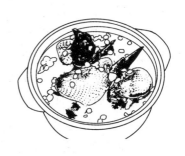
是中晚期病人,可在扶正固本的基础上佐以祛邪之品,酌加白花蛇舌草、半枝莲、墓头回、夏枯草、猫爪草、龙葵、石见穿、薏苡仁、莪术、土鳖虫、鬼箭羽、山慈姑等。

7.宫颈癌如何根据辨证进行药膳食疗?

宫颈癌病人可出现不同的症状和类型,根据中医辨证施治的理论进行饮食调摄。

(1)肝郁气滞型

1)鱼鳞胶:取适量鲫鱼或鲤鱼的鳞片用文火熬成鱼鳞胶。每次取 30 g 鱼鳞胶用适量的温米酒(可兑入适量的清水)冲服。此方可每天服 1 剂,连服 15～20 剂为 1 个疗程。

2)薏苡仁菱角粥:取薏苡仁 30 g,菱角 60 g,加适量的清水煮粥后服用。此方可每天服 1 剂,连服 30 剂为 1 个疗程。

(2)湿热蕴毒型

山豆根粉:取山豆根粉 3～6 g,黄柏、黄芩各 6 g,牡蛎 30 g,甘草 3 g,白糖适量。将黄柏、黄芩、牡蛎、甘草用清水煎汤后去渣取汁。取山豆根粉和适量的白糖用此药汁冲服。此方可每天服 1 剂,连服 10～15 剂为 1 个疗程。

(3)肝肾阴虚型

1)三草汤:取旱莲草、生地黄和山药各 15 g,白花蛇舌草和重

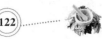

楼各 30 g,蔗糖适量。将旱莲草、生地黄、山药、白花蛇舌草和重楼用水煎煮后去渣取汁。在此药汁中调入适量的蔗糖后即可服用。此方可每天服一剂,连服 20～30 天为 1 个疗程。

2)龟板肉:取龟板 30 g,山药和女贞子各 15 g,山茱萸 9 g,槐蕈 6 g,瘦猪肉 60 g。将龟板、山药、女贞子、山茱萸和槐蕈一起用清水煎煮后去渣取汁。取适量的瘦猪肉用此药汁炖煮,肉熟后吃肉喝汤,每天吃 1 剂,可经常食用。

(4)脾肾阳虚型

1)鱼鳔薏苡仁粥:取薏苡仁 30 g,菱角 15 g,大枣 10 枚,鱼鳔 5 g。将上药一起入锅用清水煮粥后食用,每天吃 1 剂,可经常食用。

2)归芪鸡:取当归 24 g,黄芪 15 g,公鸡 1 只,盐、料酒、葱、姜等调味品适量。将公鸡宰杀后去掉毛杂及内脏。将当归、黄芪放入鸡腹内。再将鸡放入大碗中,加入盐、酒、葱、姜等调味品,用旺火隔水蒸熟后即可食用。每剂可分 3～4 天吃完,可经常食用。

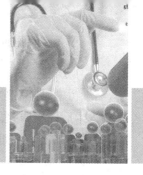

第九章
卵 巢 癌

卵巢恶性肿瘤是指生长在卵巢上的恶性肿瘤,其中90%～95%为卵巢原发性的癌,另外5%～10%为其他部位原发的癌转移到卵巢。最初常无症状,部分病人无意中摸到下腹部包块或妇科检查时偶然发现,可常感

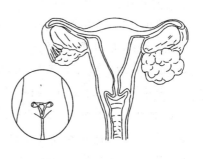

下腹部不适,一般无明显腹痛。当出现并发症,如蒂扭转、破裂、感染时可出现下腹部疼痛。部分病人可出现月经失调或闭经。如肿瘤嵌顿于盆腔,可引起尿频、便秘。巨大卵巢肿瘤压迫膈肌或出现胸腹水时可出现呼吸困难、心悸。另外,随着肿瘤的增大和出现腹水,有些病人可感腰围增大,甚至自认为是肥胖而减肥。卵巢癌晚期可出现乏力、消瘦、贫血等表现。

卵巢癌病人的治疗早期主要是以手术为主,但是手术会给病人的身体免疫力带来很大的损伤,因此要重视术后的护理,这对病人的康复有很大的作用。包括饮食方面要注意癌症食疗,多食用高蛋白、低脂、少渣、易消化饮食。病人在出院后的时期,应当给予其一个舒适安静,整洁的环境,有助于病人的静养,不要到人员密集、空气污染、环境嘈杂的地方去,以防各种细菌的不良感染。由于病人术后体质弱、恶病质者为多,而卵巢癌手术范围广、出血多,容易发生术后感染,如肺部感染,盆腔、泌尿系统感染等。

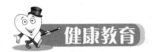 健康教育

一、饮食指导

1. 卵巢癌术后病人饮食需注意什么?

病人术后要注意饮水,每天不少于 2 000 ml,以减轻药物对消化(消化食品)道黏膜的刺激,促进毒素排泄。要多食用一些新鲜蔬菜、水果,如油菜、菠菜、小白菜、番茄、洋葱、山楂、鲜枣、猕猴桃、芦笋、海带等。应注意多服养身调经、滋补肝肾之品,如石榴、罗汉果、无花果、香蕉、葡萄、核桃、桑葚、黑芝麻等。增加蛋白质摄入,可以多吃一些牛奶、鸡蛋、瘦猪肉、牛肉、兔肉、鱼肉、禽肉、豆制品等食物。多补充一些提高免疫力的食物,如香菇(香菇食品)、银耳、黑木耳、蘑菇等,以及动物肝、鱼肝油、胡萝卜、莴笋叶等富含维生素 A 和胡萝卜素的食物。

术后病人一定要合理安排好 3 餐的饮食时间,病人家属一定要多加留意。早、晚餐应分别安排在清晨 6 时前和晚上 7 时后,延长用药和进食时间间隔,以减少药物反应。

2. 卵巢癌病人不宜吃什么食物?

卵巢癌病人饮食宜清淡,不食或少食高剂量乳糖及过多的动物脂肪。不食用烟熏、霉变、含有亚硝酸盐食物,少吃油炸、辛辣、腌制的食物,不吸烟,不酗酒,不暴饮暴食。忌烟、酒。忌葱、蒜、椒、桂皮等刺激性食物。忌肥腻、油煎、霉变、腌制食物。

3. 卵巢癌晚期病人出现腹水时,如何调整饮食?

卵巢癌晚期病人往往合并腹水,局部病人伴肾功能不全,此时,合理饮食非常重要。一般采用高热量、低盐、低脂、低磷、优质低蛋白清淡饮食。

(1) 合理控制盐及水分:一般液体入量在前一日出量加 500 ml 基础上,按水肿水平及尿量进行加减。轻度水肿,每天尿量>1 000 ml,钠的摄入根据实际情况来定,但不过分限制水的摄入;严重水肿伴高血压少尿者,每天摄入水分应限制在1 000 ml 以内。

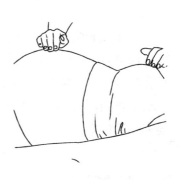

(2) 进优质蛋白饮食:所谓优质,牛奶蛋白是最好的,其次是鸡蛋、禽蛋蛋白;再其次是鱼类蛋白、瘦肉蛋白;植物蛋白为劣质蛋白,如豆制品、日常的馒头、米饭所含的蛋白等。以瘦猪肉为例,100 g 约含蛋白质 20 g,因此每天宜摄入 100~200 g。严重水肿伴低蛋白血症病人,每天每千克体重以 1 g 为宜;中度水肿可按惯例即每天每千克体重 0.5~0.6 g。采用高热量饮食,一般每天热量最好在每千克体重 35 千卡以上。按体重 60 kg 计算,每天热量约 2 000 千卡以上。为保证热量的摄入,食物以淀粉类为主,如麦淀粉、红薯等。

4. 卵巢癌病人化疗前可以吃些什么?

卵巢癌病人在化疗前需均衡饮食,每天饮食中包含谷薯类(米饭、面食)、蔬菜水果类、肉禽蛋类、奶及豆制品类及少量油脂类五大类食物。每天 4~5 餐,加餐以水果为主。化疗前一天吃低脂肪、高碳水化合物、高维生素和矿物质的饮食,选择食物如米饭、面食、鱼肉、鸡肉、鸡蛋、瘦肉、豆腐、蔬菜、水果等。

5. 卵巢癌病人在化疗期间该怎样安排饮食呢?

卵巢癌病人在化疗中的饮食要求为低脂肪、高碳水化合物、少量优质蛋白质。每天饮食以食谷类、蔬菜、水果为主,配以容易消化的鸡肉、鱼肉和鸡蛋等,可以适当补充蛋白质粉(大豆或蛋清),少油。如果治疗反应较重,饮食以流质为主。可用菜汤、米汤、果汁及一些要素饮食。嚼生姜有一定的止呕作用。

6. 卵巢癌病人在化疗后该怎样安排饮食呢?

卵巢癌病人化疗后身体较虚弱,宜选择营养丰富且易于消化的食物,如软饭、稀饭、面包、馒头、鱼肉、鸡肉、煲汤、土豆、香蕉等。少吃多餐、适当运动,用酸奶替代牛奶,以免腹部胀气。也可以用姜来刺激食欲。

二、 运动指导

1. 卵巢癌病人如何锻炼?

康复锻炼的方法有练气功、做体操、打太极拳、散步等。锻炼要因人而异,逐渐增加运动量,以自己不感觉累为宜。也可进行自

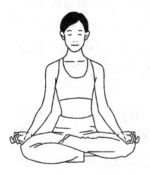

我放松疗法:取平卧或端立位,面带微笑,全身放松,行深呼吸 5 次,然后集中注意力由上而下依次从头顶到双下肢进行意想放松,可以反复进行数次。在全身放松状态下,自我想象体内的癌症正被人体的"卫兵"细胞消灭逐渐缩小的情景,也可想象自己完全康复正在充满活力地愉快生活和工作的情景。

2. 卵巢癌术后,如何指导病人进行床上早期自主活动?

病人术后麻醉清醒后即可根据病情安置合适卧位,协助翻身拍背、排痰,指导病人在床上做四肢伸缩运动,或翻身运动。术后12 小时直立坐位;术后 24 小时可以协助病人床边站立和绕床不

负重行走,活动量以病人可耐受为准,可逐渐增强活动的频次与时间;术后48小时可以正常行走。

三、 用药指导

1. 卵巢癌的化疗方案实施中需注意些什么?

化疗期间,病人需注意在紫杉醇治疗前12小时、6小时正规的预处理须按医嘱定时服用激素,并且不能空腹服药。如有胃溃疡出血史要及时与主管医师反映。用紫杉醇期间,如有皮疹、面部潮红或窒息感等不适,要及时向医护人员反映情况,以便医师及早判断是否属于药物过敏,及早采取治疗措施,防止病情加重。如果化疗期间病人有不良反应,先不要将化疗完全停掉,试着将化疗速度减慢,如果情况好转,可以继续应用。向病人及家属做好解释工作,得到病人及家属的配合和理解。对于有梗阻性黄疸的病人,禁用紫杉醇,因为该药主要通过胆道排泄。

对于铂类化疗的选择,应根据病人的肾功能的情况,初次化疗前应该检查肾血流图,以后每3个疗程检查1次,平时监测血肌酐和内生肌酐清除率。如果病人有肾功能不全或高龄病人,建议用卡铂,但需要根据肌酐清除率计算用药剂量并定期复查白细胞,卡铂需要葡萄糖稀释,如果有糖尿病的病人不宜选用,应与医师沟通说明情况。使用顺铂须密切观察肾功能及病人的小便量;对于大剂量的顺铂,在正规水化利尿的前提下,鼓励病人多饮水,注意小便量。

如病人一天的尿量>100 ml/小时,方能用顺铂;顺铂的另一个不良反应就是恶心、呕吐,应该告知病人注意化疗期间清淡饮食。

2. 腹腔化疗有哪些注意事项?

腹腔穿刺采用单针穿刺效果较好,穿刺点尽量采用左下腹。

检查是否进入腹腔时，将滴器连于穿刺针，将水止完全放开，如果每分钟滴数超过 120 滴，视为进入腹腔。将滴器完全放开后，咳嗽或增加腹压时，液体的滴数马上下降或停止。人工腹水前 2 000 ml 内加亚甲蓝（美兰），如果很快出现腹泻，说明穿刺针进入肠腔。

止吐十分重要，止吐药可以交替应用，必要时可使用氯丙嗪。特别应该注意液体的速度，出现颜面水肿应该及时处理，注意心脏的承受能力，预防肺水肿和右心衰竭。

如果人工腹水过程中，病人出现腹痛且伴有腹部不均匀膨大，应该首先减慢进液速度，观察其变化。如果疼痛很快消失，可以继续用药；如果疼痛不缓解且加重，化疗需停止。为了减少液体对于腹腔内器官的刺激，应该加温后再用。

四、护理指导

1. 生活中预防卵巢癌的措施有哪些？

卵巢癌是妇科疾病的三大杀手之一。预防卵巢癌应该多吃纤维素，多吃蔬菜、水果，减少饮食的脂肪含量，适当多摄入钙质，进而减少卵巢癌的发生。研究发现，经常运动的女性在一生中患卵巢癌的概率比运动少的女性低了 27%。若女性没有运动的时间，可经常进行中等强度的家务劳动，如打扫卫生、使用真空吸尘器等，劳动时间最好在每周 3～4 小时，这些家务劳动可有效减少女性患卵巢癌的概率。慎用药物，经常使用调经药及避孕药的女性，患卵巢癌的风险会增加。女性要适龄生育、母乳喂养婴儿。月经早于 12 岁、未生育过或生育时间晚于 30 岁的女性，患卵巢癌的危险会增加。不仅如此，未哺乳的女性也有患病风险。因此，女性应适龄生育，并进行母乳喂养婴儿。此外，戒烟对于预防卵巢癌也很重要。

2. 卵巢癌术后病人出院后如何护理？

卵巢癌术后病人出院后需要一个良好的生活环境。首先，要保持室内空气新鲜,温湿度适宜,环境安静,床铺舒适,每天保证睡眠;同时,注意个人卫生,秋冬季节注意预防感冒,避免到公共场所,防止感染传染病。出院后,继续加强营养,1个月内应进高蛋白、高热量、高维生素及富含矿物质、适量脂肪的清淡易消化饮食;出院后1个月内禁 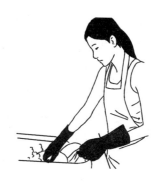 盆浴。如果单纯切除一侧卵巢者,半年后可能会有月经出现,但应注意避孕,2年内不能妊娠,若确需妊娠者应在医师指导下妊娠。出院后1个月应到医院复查,半年内均应每月复查1次,半年后每3个月复查1次,5年后每年复查1次。如果出现下腹痛、发热及其他不适时,应及时到医院就诊;保持大便通畅,多吃有通便作用的食物,如红薯、芋头、香蕉和粗纤维的食物等,避免长期便秘引发阴道外翻、膀胱、输尿管、直肠脱出等;在进行户外活动时,应尽量避免有竞争性的比赛或扑克牌、麻将、象棋等,以免引起情绪波动。

3. 如何帮助卵巢癌病人进行心理调适?

癌症病人精神、心理负担沉重,家属应多做一些心理疏导,多与病人沟通,让病人能够正确对待疾病,鼓励病人积极配合治疗,树立战胜疾病的信心。卵巢癌化疗敏感,即使广泛转移也能取得一定疗效。家属应鼓励病人持积极态度,争取生存。

医师应经常与病人交谈,掌握病人的职业、文化程度、性格等情况,鼓励病人说出自己的感受,耐心倾听病人的诉说,了解病人的主要矛盾。尽量详细、准确地解答病人提出的问题,消除病人精神上的各种压力,与病人建立良好的护患关系,减轻心理负担,有效的心理护理是提高病人生存质量促进康复的重要手段。

家属情绪的好坏及态度直接影响到病人的情绪,要做好病人的心理护理与家属的配合是分不开的。病人由于化疗的折磨,常常将急躁、不满、厌世情绪发泄到家人身上,而家人的辛苦和委屈又不能得到病人的认可,极易产生心理不平衡,对病人失去耐心,因此要非常注重家属的思想工作,劝导他们克制自己,安慰、体贴、顺从病人,稳定病人的情绪,使病人早日康复。

4. 在家中,卵巢癌病人家属需注意什么?

病人体质下降,避免擦伤碰伤,注意保暖,鼓励病人多饮水,指导病人搞好个人卫生,预防感染。做好睡眠紊乱调整,给病人提供安静、舒适的环境,避免强光刺激,合理安排用药时间,尽量让病人白天少睡觉。指导病人改变个人形象,如合体的衣着、恰当的修饰,鼓励病人多表达感受,积极与病人做一些亲切的交谈。

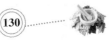 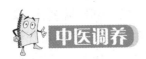

1. 对于乳腺癌,中医是如何认识的?

中国古代医学文献中,没有卵巢脏器的相关记载,也缺乏卵巢癌病名的记载,但有类似卵巢恶性肿瘤记载。《素问·骨空论》所述:"任脉为病……女子带下瘕聚",这部分描述被认为是"瘕聚"的最早记载,同时阐明了本病的病位在奇经任脉。《灵枢·水胀篇》以"石瘕""肠覃""瘜肉"分别记述。据此,目前多认为卵巢恶性肿瘤属于中医"癥瘕""肠覃""积聚"等描述的疾病范畴。现代医家认为,卵巢癌中医病因病机主要是正气不足,卫外不固,风、寒、湿、热之邪侵犯于内,导致脏腑功能失常,更无力驱邪外出,日久气机阻滞,痰饮、瘀血、湿油等有形之邪在局部凝结不散,停聚下腹胞宫,日久化生积聚。以本虚标实为主,全身为虚,局部为实,其中局部邪实以气、血、痰、饮等病理产物痰滞为主,全身以正气亏虚为主。

2. 卵巢癌中西医结合治疗有什么优势?

卵巢癌治疗提倡早期以手术为主,中晚期则应以放疗或化疗为主。但是临床实践证实,中西医结合的治疗方案效果更佳,尤其是对那些既不能手术又不能化疗的晚期病人,中医药治疗更是最佳的选择。西医在应用放疗、化疗时或前后,常引起消化道反应或骨髓抑制的不良反应。因此,配合中药治疗可减少不良反应,增强免疫力,提高疗效,控制病情发展,提高病人生活质量,延长寿命,使病人获得长期"带瘤生存"。如有呕吐、食少等消化道反应,可用太子参、黄芪、麦冬、沙参、五味子、半夏、代赭石、旋覆花等,以健脾益气,养胃降逆。如出现骨髓抑制,白细胞减少者,可配伍人参、黄芪、麦冬、枸杞子、紫河车、补骨脂、鹿角胶等补气养阴,益肾填精之药。

3. 卵巢癌的中医治疗原则是什么?

初期,疾病主要以实证为主,人体的正气尚强,可以攻邪为主;到了疾病中期,人体正气逐渐衰少,应该攻补兼施;到了疾病的后期阶段,人体的正气迅速衰少,不能耐受攻伐之药,此时应该以补益人体正气的药物为主。

4. 中医对于卵巢癌如何辨证施治?

中医根据辨证施治的理论,将卵巢癌大致分为湿热郁毒型、气滞血瘀型、痰湿凝聚型、气血双亏型和肝肾阴虚型 5 种类型,并根据症状随症加减。

(1) 湿热郁毒型

症状:腹部肿块,腹胀痛,或伴有腹水,不规则阴道出血,大便干燥,尿黄灼热,口干苦,不欲饮。舌质暗,苔厚腻,脉弦滑或滑数。

治法:清热利湿,软坚散结。

方药:四妙散加减。

(2) 气滞血瘀型

症状:腹部包块,坚硬固定,腹胀,面色晦暗无华,形体消瘦,肌肤甲错,神疲乏力,二便不畅,尿黄少。舌有瘀斑及暗紫,脉细涩或细弦。

治法:行气活血,祛瘀散结。

方药:膈下逐瘀汤加减。

(3)痰湿凝聚型

症状:胃脘胀满,时有恶心,面目水肿,身倦无力,腹部肿块,腹股沟及浅表皮下结节肿块。舌润,苔白腻,脉滑数。

治法:健脾益气,祛湿化痰。

方药:益元汤合桂枝茯苓丸加减。

(4)气血双亏型

症状:腹痛绵绵或腹部包块,伴精神倦怠,气短乏力,面色苍白无华,纳差,心悸,大便不畅,眠差,舌质淡,苔薄白,脉沉细无力。

治法:补气养血。

方药:八珍汤加减。

(5)肝肾阴虚型

症状:形体消瘦,两目干涩,视物昏花,头晕耳鸣,腰膝酸软,五心烦热,舌红少苔,脉细数。

治法:养阴清热,滋补肝肾。

方法:杞菊地黄丸加减。

5. 常用治疗卵巢癌的中成药有哪些?

常用治疗卵巢癌的中成药有复方斑蝥胶囊、平消胶囊和鸦胆子油软胶囊。

6. 可以用于卵巢癌的中药外敷法有哪些?

卵巢癌病人可采取以下几种外敷药物进行消癖散结治疗。

(1)薏苡附子败酱散:生薏苡仁 30～60 g、熟附子 5～10 g、败酱草 15～30 g,加水煎 2 次,分 3 次将药液温服,药渣加青葱、食盐各 30 g,加酒炒热,趁热布包,外敷小腹部,上加热水袋,使药气透入腹内。每次熨 1 小时,每天 2 次。

(2)独角莲敷剂。鲜独角莲(去皮),捣成糊状,敷于肿瘤部位,上盖玻璃纸,包扎固定。24 小时更换 1 次(用于独角莲研细末,温水调敷也可)。

（3）吴茱萸、肉桂、干姜研末敷脐可止吐。

7. 治疗癌性腹水的中药外敷方法有哪些?

癌性腹水是癌症晚期常见的临床表现,具有顽固、量大、反复出现的特点,严重影响病人的生活质量,预后较差,临床多采用腹腔穿刺放液、腹腔内置管引流术、腹腔内化疗、腹腔内免疫疗法等治疗,但总体疗效有限。近年来,中药外治法在癌性腹水的治疗中发挥了积极作用。下面介绍几种常用的中药外敷方法。

（1）选用中药(椒目、细辛、桂枝、黄芪、龙葵等)外敷研细末外敷神阙穴,并配合艾灸以促进药物吸收、增强疗效。

（2）散积贴(川乌、生大黄、甘遂、白芷各 30 g)混合浓煎至200 ml(每天用量),取上药液和面粉适量成湿润饼状,按积液部位大小敷于体表对应皮肤,妥帖固定。每天 4 小时,7 天为 1 个疗程,持续 1～3 个疗程。

（3）逐水膏(甘遂、大戟、芫花各 10 g,附子、水蛭各 12 g,甘草6 g)制膏,在中极穴贴敷。每天 1 帖,每帖持续 4～6 小时,7 天为 1个疗程,持续 3 个疗程。用于治疗脾肾阳虚型恶性腹水。

（4）益气利水汤(黄芪、党参、茯苓、猪苓各 60 g,泽泻、牛膝各30 g,大腹皮、莱菔子、枳壳 15 g,商陆 6 g,甘草 10 g)配合外敷药(艾叶、花椒、莱菔子、槟榔各 30 g,红花、香附各 10 g),外敷药粉碎后布包缝合,微波炉加热后外敷腹部,每天 2 次,每次 30 分钟,每袋药可用 3 天。

8. 卵巢癌术后,如何针灸可以尽快恢复病人自主排尿的功能?

可配合电针刺激双足三里或艾灸关元、气海,每次 5～10 分钟,每天 2 次。睡前可指导病人及家属按摩胃脘、中极、三阴交、涌泉等穴,每穴按摩 5～10 分钟,并指导病人适度进行盆底肌肉锻炼,以尽快恢复自主排尿的功能。

9. 对于卵巢癌化疗出现的不良反应,如何按摩来防治?

卵巢癌病人化疗后可出现一系列不良反应,可以进行一些简单的穴位按摩来缓解症状。

(1) 恶心、呕吐:在化疗前给予耳穴埋籽(取神门、交感、胃、脾、贲门耳穴)、穴位按摩(取合谷、内关、足三里体穴),每天自行按压。耳穴每天按压 3~5 次,每次按压 1~3 分钟;体穴按压每天3~5 次或不适即按,每次每穴 2 分钟,按压频率每分钟 20~30 次。

(2) 便秘:大黄粉敷脐,每天更换。

(3) 盗汗:五倍子敷脐,每天更换。

(4) 自汗:艾灸足三里穴,温和灸、回旋灸每天 15~20 分钟(由于肿瘤病人的特殊性,一般不选择躯干穴位,以四肢穴位为主)。

(5) 四肢麻木:中药熏洗,根据辨证用当归、川芎、黄芪、桂枝、细辛等。

(6) 乏力:足三里穴位注射黄芪注射液,每天 1 次。

(7) 疼痛:采取耳穴压豆(阿是穴、脑、神门、交感)或穴位按摩(合谷、内关、阿是穴)。

10. 卵巢癌放化疗病人出现血象下降时,可以吃些什么?

很多肿瘤病人在放疗和化疗后均会出现一定程度的血象下降,这时候可以补充高蛋白质饮食,如牛奶、大豆、瘦肉、猪蹄、海参、鱼及红枣、花生、核桃、黑木耳、胡萝卜、赤小豆等有助于提升白细胞。同时,在化疗期间,也可适量多食用骨头汤或动物血制作的食用,也可多吃"五黑"食品,如黑芝麻、黑米、黑豆、黑枣、黑木耳等。

11. 卵巢癌病人如出现口腔黏膜炎可以吃些什么?

化疗期间如出现口腔黏膜炎,此时要保持口腔清洁,进食后刷牙,补充高营养流质或半流质饮食,如莲子羹、牛奶、豆浆、鲫鱼汤等;进食时避免过热、过酸及刺激性饮食,急性炎症可口含冰块以减少炎性渗出,出现溃疡可用蜂蜜 20 ml 加入研碎的维生素 C 0.1 g,口含,每天 2~4 次。

12. 化疗后出现胃肠道反应怎么办?

卵巢癌病人化疗后很多都可出现恶心、呕吐、上腹疼痛、食欲缺乏等消化道反应,此时可进食开胃食品,如山楂、扁豆、山药、白萝卜、香菇等,同时要少食多餐,避免饱食感。进食要细嚼慢咽,饭后 1 小时不要平卧,可以散步。化疗前 1 小时不要进水,进食时如出现恶心、呕吐,可口服鲜姜汁 3~5 ml 或含服鲜姜片。

13. 卵巢癌病人的食疗方有哪些?

(1) 乌贼白果

材料:乌贼肉 60 g,白果 10 枚,调料适量。

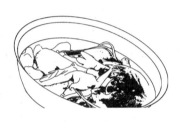

制法:两味洗净,入锅中,加水适量,煮至肉烂,加调料即成。每天 1 次,连汤服用。

(2) 铁树叶红枣汤

材料:铁树叶 200 g,红枣 10 枚。

制法:两味洗净入锅中,加水适量,煎煮取汁。每天 1 剂,分 3 次服,30 天为 1 个疗程。

(3) 龙珠茶

材料:龙葵子 15 g,麦饭石 30 g,红糖适量。

制法:龙葵子、麦饭石二味加水煎煮,去渣取汁,调入红糖。每天代茶饮用。

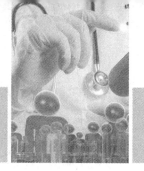

第十章
食 管 癌

　　许多临床统计显示,食管癌的早期症状是非常明显的。例如,出现咽下哽噎感,或咽下食物时有胸骨后或剑突下痛,其性质可呈烧灼样、针刺样或牵拉样,咽下粗糙、灼热或有刺激性食物更明显。受早期肿瘤体堵塞食管的影响,病人往往还能感觉到食物滞留感和异物感,咽下干燥粗糙食物时尤为明显。

　　早期食管癌治疗以外科手术为主,按照外科的原则行彻底切除术,并在术后积极进行一系列巩固治疗,如放疗、化疗和中医治疗,以减少术后复发的风险。中期食管癌治疗方法包括 4 种,即手术切除、化疗、放疗和中医治疗。中期食管癌治疗方法应结合使用,由于食管癌中期多未发生远端转移,治疗方法受限较少,但鉴于化疗效果有限,首先考虑以手术切除治疗为主。食管癌中期手术切除的 5 年生存率为 22%。中期食管癌手术及放、化疗后应用中医调理,可杀灭残余肿瘤细胞,增加放化疗效果,减轻不良反应,对促进病人机体恢复和防止转移复发,提高生存质量和延长生命具有积极的意义。晚期食管癌病人通常体质比较虚弱,而且体重较轻,不可以再进行外科手术和放化疗等创伤性治疗,运用中药治疗食管癌,往往能够取得意想不到的治疗效果。中医药是晚期食管癌治疗比较理想的选择,同时,病人心态对于保证晚期食管癌治疗效果也有重要意义。

食管癌严重威胁人们的健康与正常生活,食管癌病人术后在家护理一定要预防感冒,生活习惯要有规律,经常做深呼吸运动;有规律的起居与良好的情绪及睡眠可以防止病人精神抑郁。食管癌手术后根据病人的病情可安排病人进行适当的户外活动,鼓励病人多与他人交流,特别是恢复情况良好的同类病人。

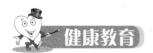

一、 饮食指导

1. 食管癌术后病人的饮食原则是什么?

病人一般于手术后 5～7 天开始饮水及进食,应先试喝水,若无不适,再开始进流质,并注意观察病人进食后的反应,如有无腹痛、腹泻、反流等,宜少食多餐,保持每天 6～8 次,每次不超过 200 ml,应给予高热量、高蛋白、高维生素易消化的流食。根据病人进食后的反应,逐渐改变进食的质和量,注意进食的温度,同时逐渐减少静脉输液量,并嘱咐病人进食后不要平卧,保持半卧位,以防发生倒流及反流性食管炎。

食管癌术后初期,应给予病人高蛋白、高营养、易消化吸收的流质或半流质饮食,少量多餐。术后康复期应尽量扩大饮食范围,可以粥膳调理,如薏苡仁粥、红枣糯米莲子桂圆杞子粥等,适当多进食酸奶、蛋类、豆制品等。食欲缺乏者,可食用新鲜山楂、鲜石榴,也可以橘皮、生姜、鸡肫等配餐煨汤,以增进食欲。凡未特殊强调不能进食的食物外均可食用,并可指导病人做一些适当的体力活动,以促进肠蠕动,利于消化吸收,防止便秘。要注意细嚼慢咽、荤素兼备的餐饮方式,纠正进食过快、过热、过硬、过粗等不良习惯；多食新鲜蔬菜和水果，保证维生素 C、维生素 E、维生素 A 的供应；不食真菌污染的食物和霉变、腐败的食物；戒烟，忌烈性酒。

2. 食管癌化疗病人饮食需注意什么？

化疗应配合丰富的营养食物，以提高人体对抗癌药物不良反应的耐受性。化疗时，病人饮食应以高热量、高蛋白为主，如鸡、鸭、鱼、虾、瘦肉、鸡蛋等，这样才能起到辅助治疗作用。饮食要多样化，注意膳食搭配，以期各种营养成分相互补充，提高机体免疫力。烹调要注意色、香、味，最好是蒸、煮、炖，不吃或少吃烟熏、炸、烤食物，少吃腌渍食品，不吸烟、不饮酒，酒精能使许多致癌物活化，使免疫功能降低。

3. 食管癌病人饮食如出现不适怎么办？

俗话说"民以食为天"，很少有人能抵抗住美食的诱惑，可是，吞咽困难却让食管癌病人丧失了这种权利。吞咽困难是常见于食管癌病人的并发症状，逐渐发生并呈进行性加重，给食管癌病人的进食带来了很大的困难。如出现吞咽困难，哽噎感时，不要强行吞咽，否则会刺激局部癌组织出血、扩散、转移。不要吃坚硬的食物，选择易消化的半流质，补充身体所需的营养，尤其是高蛋白、高维生素的吸收。如果出现恶心、呕吐，不要吃刺激性食物，以免引起食管痉挛而出现不适。首先，要保证食物清淡可口，色、香、味俱全，不要吃油腻、甜食，可以适当食用些酸性食物增强食欲。避免吃冷食，如放置较长时间的冷面条、牛奶、蛋汤等。因为食管狭窄部位对冷食刺激十分明显，易引起食管痉挛、恶心、呕吐、疼痛等。

食管癌会因吞咽困难、不能进食，造成机体的消耗，所以应尽量多吃一些能进入食管的饮食，如半流质和全流质、注重半流质和全流质的质量，不要限制热量，要做到营养丰富，饭菜细软，容易消化和吸收，必要时可做匀浆膳，要素膳及混合奶等饮食。匀浆饮食是将正常人的饮食去刺和去骨后，用高速组织捣碎机搅成糊状，所含的营养成分与正常饮食相似，但在体外已粉碎，极易消化和吸收,可避免长期单一的饮食,并可预防便秘。如出现少量进食就容易饱了,应该实行少食多餐的方案,饭后慢慢地走动,帮助其消化、吸收,避免吃完东西后就躺下休息,容易造成食物反流。完全不能进食者,可采取静脉高营养方法输入营养素,以维持机体需要。

4. 食管癌术后病人不同时期该怎么吃?

食管癌手术后 1 个月内是伤口恢复期,饮食要少量多餐,以促进消化功能的恢复。一般在 3~4 天后肠蠕动逐渐恢复,如留有胃管或营养管,可开始鼻饲营养液(每天 5~6 次,每次 300 ml 左右)。第 5 天可进食无渣流质饮食,但要以水为主,每次 50 ml,每两小时 1 次。第 6 天进食流质饮食,以米汁为主,每 3 小时 1 次,每次 100 ml。第 7 天可进食鱼汤、鸡汤、肉汤或稀饭等,每次 200 ml,每 4 小时 1 次。3 周后,才可以进食米饭、馒头、面包等,但不能食用长纤维食物或过大的肉片,以免卡住"接口",出现食物梗阻。

5. 食管癌放疗病人的饮食原则是什么?

要求病人进食高热量、优质蛋白、富含维生素的食物,如鱼类、奶类、香菇等,还应多食新鲜蔬菜,以绿叶蔬菜为好。食物要新鲜,易消化,多吃新鲜蔬菜和水果,不食脂制食品,不食烟熏、油炸的鱼和肉,不吸烟,不吃刺激性食品。若出现恶心、呕吐、食欲缺乏、厌油腻等症状,可食用一些助消化的酸性食物,如山楂糕、红果酱等。另外,有时病人胃内容物易反流,睡觉时要注意保持头高脚低,并且睡前 2 小时不能进食,以防止胃内容物反流到口腔,进入气管或肺内,进而造成生命危险。宜食开胃降腻的清淡食物,忌食重油肥腻食物;食管癌放疗后多因伤及气血而致全身乏力、四肢酸软、食欲缺乏、自汗,应以益气养血为主,可食用人参茶、桂圆、银耳汤等。

食管癌病人放疗后最好多食有抗癌成分的食物,如大蒜、香菇、玉米、海藻、海带、紫菜、蛤、海鱼、豆类、全麦面、坚果、南瓜、大白菜、大头菜和动物的肝、肾,以及人参、枸杞子、山药等。

6. 食管癌病人饮食要注意什么?

注意进食宜少食多餐,根据需要每天可进餐 5～8 次,进食时要细嚼慢咽。各种食物只要是清淡、新鲜、富于营养、易于消化的都可以吃,忌辛辣刺激食物,戒烟酒。不要躺着进食,饭后不要马上平卧,可适当散步约 30 分钟后睡觉,睡觉时可将上半身垫高 30°角,尽量朝向手术的一侧睡觉。如果有反酸、易饱胀、呛咳等不适感,不必紧张,经过上述的饮食和体位的调整措施后,一般可以缓解,如仍不能缓解,可以服用一些药物,如奥美拉唑、多潘立酮等加以控制。如果有腹泻症状,往往与手术后胃肠功能紊乱有关,除了注意食物要清洁外,应避免进油腻食物,以免加重腹泻,严重时可服用止泻药物。

二、运动指导

1. 食管癌术后病人如何进行呼吸功能锻炼?

开胸手术对于年龄较大的食管癌病人来说,呼吸功能会严重受损,出院后病人应加强呼吸功能的训练有利于肺功能的恢复。方法:用均衡而持续的力量做深吸气,到达最大吸气量时,再慢慢

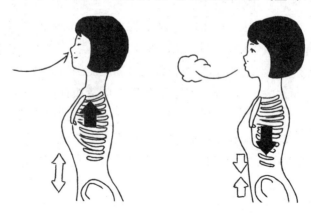

匀速呼出。如此反复4次后,间隔1小时再重复进行。目的是让肺叶充分膨胀,以增加肺泡表面张力,增加肺活量,提高肺功能。

2. 食管癌术后病人如何进行咳嗽训练?

掌握正确的咳嗽方法,能够有效防止肺部感染的发生,有助于恢复。方法:深吸一口气,屏气、收腹、用力咳嗽。咳嗽训练过程中不要害怕疼痛。刚开始练习时,可慢慢咳嗽,然后逐渐加大力度。为了减轻术后咳嗽时引起的疼痛,可在病人咳嗽时用双手轻压胸廓两侧起固定作用。

3. 食管癌术后病人如何进行小幅度运动锻炼?

早期活动可分为早期卧床活动和早期起床活动。病人醒后鼓励做深呼吸,咳痰,协助翻身、拍背,血压平稳后取半卧位;次日扶坐床沿,在卧床期间可活动上肢、手足,作屈伸运动;4天后可逐渐下床活动,先在床边站立,在室内缓步走动,再酌情外出散步。病重体弱或有并发症或限制活动的病人均不能早期下床,但仍需坚持卧床活动。

4. 食管癌病人出院后该如何进行日常运动?

食管癌病人在恢复期要注意运动。病人经过手术、放疗、化疗等治疗以后,体质一般都比较虚弱,卧床时间一般也比较长,此时如果不注意进行体育锻炼,就可能出现肌肉萎缩、关节强直、器官组织功能退化、生命质量降低等,而且也会导致食管癌病人机体免疫功能的低下,使食管癌易于复发或恶化。所以在康复期进行运动是非常必要的。

病人要根据年龄、病情和体质选择适宜的运动项目、运动强度和运动时间。对于长期卧床或手术后卧床的食管癌病人,可以做些不费太多力气的简单动作或卧位气功锻炼,各种形式有节律的重复动作都可以提高食管癌病人肌肉的力量。当食管癌病人可以起床活动时,可适当地进行散步、站位气功等运动锻炼,增加运动强度,提高体力储备,为恢复正常活动创造条件。食管癌病人可以整日离床时,应适当增加运动量,逐渐延长散步距离和时间,进行打太极拳等运动方式锻炼,以便加强体力,促进恢复健康。

总之,食管癌病人运动时,要循序渐进,逐渐加大运动量,切不可过于急躁。病人在运动锻炼开始时,运动量要小,随着机体功能的改善,运动量可逐渐加大。达到应有的强度后,即维持在此水平上坚持锻炼。食管癌病人要防止突然加大和无限加大运动量,以免发生不良反应。一旦在运动时,食管癌病人感觉有不适或者病情有反复时,应停止运动,及时就医检查。

5. 食管癌病人日常可进行哪些锻炼?

大多数人认为一旦患上了恶性肿瘤,就应该多休息,多吃药,少运动,其实这种说法是错误的。运动对食管癌病人来说有百利而无一害,运动的类型则要根据病人的具体情况加以选择。

散步:适合于除卧床以外的各种食管癌病人,因运动量小且简便易行,尤其适合于刚手术后,放、化疗期间及体弱年老病人的锻炼,散步可使人心情恬静,精神愉快,气血冲和。提倡食管癌病人要养成散步的良好习惯,每天步行 30 分钟左右,坚持下去,必有好处。

钓鱼:对于身患重疾的食管癌病人来说,垂钓可促进身心健康,它使人既集中专一,心情舒畅,又动静结合,能起到药物所不及的作用。

登山:食管癌病人在力所能及的情况下,适当地进行登山活动,对于提高身体素质,放松精神,开阔视野,克服悲观情绪,树立与食管癌拼搏的顽强意志都极为有益。

总之,如果患了食管癌就躺卧在床上是不正确的,药物虽然是治疗的重点,但是如果没有好的体质也难以起效。食管癌的治疗过程中加入了锻炼的方式,身体恢复的速度会更快、更好,但是要注意选择合适的运动方法,不要选择一些过激的活动。

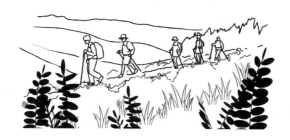

三、用药指导

1. 食管癌根治性放疗适应于哪些病人?

食管癌根治性放疗适应于以下病人:一般情况好,没有远处淋巴结转移及远处脏器转移的基本区域性食管癌,没有出血穿孔及纵隔炎,以及其他无法控制的内科疾病。放疗后要求病人注意饮食,以流质半流质或软食为主,不能进硬质食物或大块不宜烂的食物,以免出现食物梗阻;每2周复查1次食管X线片,了解肿瘤退缩情况及是否出现新的或深的溃疡,如有食管穿孔前征兆并出现进食呛咳,立即检查小心穿孔。

2. 食管癌根治性放疗后,要注意些什么?

放疗后要定期了解病人的急性放疗反应,最常见的是放射性食管炎(进食痛或胸骨后疼痛)和放射性支气管肺炎(咳嗽)。严重者应止咳消炎,加用激素止痛药物和营养支持治疗。定期体检,了解病人颈部和锁骨上等浅表淋巴结情况,如放疗过程中出现需及时调整治疗方案。

3. 可用于食管癌术后病人的靶向药物有哪几种?

与传统化疗药物相比,靶向药物因具有不良反应小和具有提高肿瘤治疗疗效的临床优势,在临床中受到重视。目前,临床较多的靶向药物主要集中在以下两种:一个是针对 EGFR 及信号传导途径的靶向药物,这类药物主要有小分子酪氨酸激酶抑制剂具有代表性的西妥昔单抗 C225；另一个是针对 VEGF 及信号传导途径的靶向药物，因为 VEGF 在新生血管形成中有主要角色，具有代表性的是贝伐珠单抗。但为从现有的临床研究中可以看到，靶向药物用于食管癌治疗还是有限的，多数为国外数据，因此，在国内应用于食管癌有待于开展一些较好的临床研究来判断其治疗价值。

四、护理指导

1. 食管癌术后病人如何做好随访?

食管癌术后病人应坚持长期、定期随访。术后 2 年内，每 3 个月复查 1 次；之后每半年复查 1 次；至第 5 年后，可延长至每年复查 1 次。如果需要接受术后放、化疗，一般于术后 3～4 周开始。具体各方案医师视情况而定。

2. 食管癌术后病人出现便秘怎么办?

食管癌术后病人出现便秘时可以适度按摩腹部，促进胃肠蠕动，多饮用果汁及润肠饮品，还可以采用针灸治疗。食疗方法可用

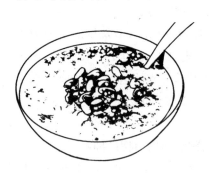

以下单方。①芝麻杏仁蜜粥：芝麻 15 g，甜杏仁、蜂蜜各 9 g，煮粥食，润燥通便。②麻仁松子粥：麻子仁、松子仁各 15 g，小米 100 g，煮粥服之，可养血通便。③皮面包香蕉汤：皮面包和香蕉同煮，服之通便。④桑葚苹果泥：桑葚子、苹果泥，缓缓咽食，可补虚损，通大便。

3. 食管癌术后该如何保养?

术后 1～2 天可用棉棒擦拭口腔。拔除胃管前，尽量不要将口

水或痰液咽下,以减少食管吻合口感染的概率。应坚持每日早、晚刷牙,每天用漱口水或淡盐水不定时漱口 3～5 次。若经常感觉口干不适者,也可用淡绿茶或柠檬水漱口,以减轻口干的感觉。

食管癌术后,尤其是在术后 1 周内,病人要注意保持呼吸道通畅,以免排痰不畅,分泌物潴留,引起肺部感染。每天坚持做几组深呼吸运动和有效咳嗽。家属或护理人员要帮助病人咳嗽和排痰:五指并拢,半握拳由下向上叩击病人背部,每天 2～3 次。

注意卫生,预防感冒。如病人出现高热、胸痛及呼吸困难等不适症状时,一定要及时就医。由于开胸手术要切断胸部肌肉,术后须防止肌肉粘连,预防术侧肩关节强直及肌肉失用性萎缩。术后完全清醒后即可开始做活动四肢。术后长时间卧床,应注意防止下肢深静脉血栓形成。术后清醒后,即可以做踝关节屈曲活动。同时,根据身体耐受情况,在家属协助下进行适当的下肢活动,如蹬腿、空蹬自行车等,促进下肢血液循环。

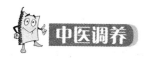

1. 对于食管癌中医是如何认识的?

食管癌在中国传统医学中,被称为"噎膈""隔中""隔证""噎食""反胃""胃反""关格""庙积"等,是以吞咽食物哽咽不顺,饮食难下,或纳而复出为临床表现的疾患。噎即噎塞,即吞咽不顺;膈为格拒,指饮食不下。噎可单独出现,又可是膈的前期表现,因此临床常以"噎膈"并称。食管癌的病因可以归纳为情志、酒色、饮食、劳累、年老体弱、药石毒等。病位在食管,属胃气所主,所以病变脏腑关键在胃,又与肝、脾、肾密切相关,因三脏与胃、食管皆有经络联系,脾为胃行其津液,若脾失健运,可聚湿生痰,阻于食管。胃气之和降,赖肝之条达,若肝失疏泄,则胃失和降,气机郁滞,甚则气滞血瘀，食管狭窄，发为噎膈。肝、脾、肾功能失调，导致气、痰、血互结，津枯血燥，或痰浊壅滞而致的食管狭窄、食管干涩是噎膈的基本病机。日久，胃气大败，气血乏源，阴阳俱损而肝肾枯竭。食管癌初起多以标实为主，重在治标，临床多以理气、化痰、活血为主，兼顾扶正培本，晚期肿瘤迁延日久，损伤正气，则以本虚为主，重在益气养血、滋阴、温阳等。

2. 中医对于食管癌如何辨证施治？

中医根据辨证施治的理论，将食管癌大致分为痰气互阻证、血瘀痰滞证、阴虚内热证和气虚阳微证 4 种分型，并根据症状随症加减。

（1）痰气互阻证

症状：食入不畅，吞咽不顺，时有嗳气不舒，胸膈痞闷，伴有隐痛，口干。舌淡质红，苔薄白，脉弦细。

治法：开郁降气，化痰散结。

主方：旋覆代赭汤合四逆散加减。

（2）血瘀痰滞证

症状：吞咽困难，胸背疼痛，甚则饮水难下，食后即吐，吐物如豆汁，大便燥结，小便黄赤，形体消瘦，肌肤甲错。舌质暗红少津，或有瘀斑瘀点，苔黄白，脉细涩或细滑。

治法：祛瘀散结，化痰解毒。

主方：血府逐瘀汤加减。

（3）阴虚内热证

症状：进食梗咽不下，咽喉干痛，潮热盗汗，五心烦热，大便秘结。舌干红少苔，或有裂纹，脉细数。

治法：滋阴润燥，清热生津。

主方：一贯煎合人参养胃汤加减。

（4）气虚阳微证

症状：饮食不下，泛吐清水或泡沫，形体消瘦，乏力短气，面色苍白,形寒肢冷,面足水肿。舌质淡,脉虚细无力。

治法:益气养血,温阳开结。

主方:当归补血汤合桂枝人参汤加减。

3. 平时可进行哪些气功疗法来防治食管癌?

为预防食管癌,平时可进行简单的气功锻炼。进行气功疗法时,要注意松静自然,意气合一,动静结合,上虚下实,循序渐进。方法:寅时(凌晨3～5点),面向南方,取坐位或站位,全身松静自然,静神不乱思。先做3次深呼吸,吸气时,意守食管;呼气时,意守食管中的病气随呼气排出体外。然后闭气不息,默念5～9数。再吸气至满口时将口中之气如咽硬物至食管部;呼气时将这股气直接送入下丹田,同时意想食管部畅通无阻。如此做3次深呼吸,1次闭息,再一吸一呼下趋丹田为1遍,共7遍。接上式。将满口津液分3口如咽硬物送入下丹田。再做3次深呼吸,吸气时,将清新而且有滋养作用之气送入下丹田;呼气时,将体内病气排出体外。最后意守丹田的气感10～20分钟。

4. 常用治疗食管癌的中成药有哪些?

(1)西黄丸:具有清热解毒,和营消肿的功效。可单独服用,具有益气补血,扶正固本,软坚散结,活血化瘀等功效,临床资料表明,西黄丸抑瘤率较高,服用后病人体内可产生数量较多的T细胞,可吞噬癌症细胞,有效抑制癌细胞扩散;也可与手术、放化疗治疗配合作用,临床实验证明,西黄丸具有促进血液生成,促进骨髓再生之功效,在放、化疗治疗时配合使用该药,可减轻放、化疗引起的骨髓抑制、白细胞减少等不良反应。用法用量:每次3～5 g,每天2～3次。用于晚期食管癌热毒内攻,瘀血内结者。

(2)六神丸:具有清凉解毒,消炎止痛的作用,用于食管癌热毒偏盛,症见吞咽梗阻,胸骨后疼痛者。其常见不良反应有:①过敏反应:这与用量无关,而且不论内服、外用均可引起,主要表现为药疹,也有出现喉头水肿者,严重者会出现过敏性休克,故有过敏

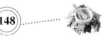

体质者应慎用。②子宫收缩：这是因为六神丸中含有麝香所致,孕妇应禁用。③脱毛:因六神丸还含有雄黄,不论口服、外敷均不宜与多酶丸及胃蛋白酶合用,否则会使药物降效或失效;更不宜与阿托品等联用,否则会促使雄黄氧化,增加毒性反应。六神丸性香燥,易败胃,故宜饭后服用。凡脾胃不足、身体虚弱者应慎用或禁用。用法用量:每次10粒,每天4次。

5. 中药如何治疗食管癌放疗后出现的全身反应?

放疗的全身反应有倦怠、食欲减退、白细胞下降等情况,这些是由放射线引起的。还有的病人在放疗3个月后出现局部远期反应,多数病人可无甚感觉。少数原发灶大、浸润深的病人因放射治疗后病灶处不可避免地产生纤维化,造成食管狭窄,出现吞咽困难等症状。对于反应严重者可进行相应中医药治疗。

(1)气血虚弱证

症状:全身乏力,面色黄白,气短懒言。舌质淡白,苔薄白,脉沉细。

治法:补气养血。

方药:八珍汤加减。

中成药:益气维血颗粒、八珍冲剂、当归丸等。

(2)肝肾阴虚证

症状:头晕目昏,耳聋耳鸣,口干咽干,心烦失眠。舌红少苔或无苔,脉细数。

治法:滋补肝肾。

方药:河车大造丸加减。

中成药:六味地黄丸、知柏地黄丸、扶正解毒冲剂和贞茂扶正胶囊等。

6. 中药如何治疗放疗后的骨髓抑制?

放疗后如出现骨髓抑制,在补益气血的同时,应兼顾肝、脾、肾三脏。放射治疗中,因热毒过盛,可引起病人在诸脏虚损的同时常伴有热象,此时则宜凉补气血;也有部分病人体弱偏虚寒,则宜温补气血。补气养血时,凉补可用生黄芪、沙参、西洋参、生地、丹参;温补可用潞党参、太子参、红人参、白人参、全当归、熟地、阿胶(烊化冲服)、黄精、紫河车、鸡血藤和何首乌等。

对于饮食不香、脾胃虚寒又喜热饮者,可用香砂六君子汤加减;对出现胃脘胀满、胸胁窜痛等属肝胃不和者,则选用当归、白芍、白术、甘草、炒柴胡等;恶心、呕吐、泛酸水,有胃灼热感,可用炒陈皮、清半夏、淡竹茹、茯苓、黄连、麦冬、丁香、柿蒂、红枣等加减。对于机体虚弱、周身疲乏、腰膝酸软、精神不振、心悸、气短、白细胞及血小板减少者,可用一贯煎和六味地黄丸加减;还可选用枸杞、女贞子、山茱萸、补骨脂、菟丝子、杜仲和旱莲草。

可提升白细胞和血小板的中药有太子参、人参、党参、西洋参、黄芪、熟地、全当归、鸡血藤、紫河车、阿胶、鹿角胶、枸杞子、肉苁蓉、五灵脂、灵芝、穿山甲、牛膝、蟾酥、水牛角、补骨脂、石韦等。升提红细胞的中药有太子参、人参、黄芪、白术、全当归、鹿茸、三七粉、鸡血藤、紫河车、阿胶、熟地、枸杞子、补骨脂、龙眼肉、锁阳、巴戟天等。

7. 如出现放射性皮炎该怎么办?

出现放射性皮炎时应以清热解毒为主。①黄芪、黄连、黄柏各等分,浓煎后去渣,晾晒后以洁净纱布蘸取湿敷患处,每天湿敷4～6次。或将其做成油膏(三黄膏)外涂患处。②五黄膏:黄芪、大黄、黄芩、黄连、黄柏各等分,制成油膏,外涂患处。该药膏除清热解毒之外,尚有益气生肌之功。③京万红烫伤膏:外涂患处,每天4～6次。

8. 如出现口咽部放射反应该怎么办?

如果出现放射性口腔黏膜炎,可以使用金喉健喷雾剂。本药物由艾纳香油、大果木姜子油等制成,具有祛风解毒,消肿止痛,清喉利咽功效,喷于患处,每天数次。口腔含片可缓解疼痛,如华素片、六神丸、西瓜霜含片等,1次1片,每天数次含服。清胃黄连丸方由黄连、牡丹皮、连翘、生地、生石膏、天花粉、桔梗、知母、赤芍、玄参、栀子、黄芩、黄柏、甘草组成,具有清胃解热、消肿止痛之功效。

放疗时对口腔护理更为重要,保持口腔清洁,进食后用软毛牙刷刷牙;有溃疡者用中药煎剂(苦参、玄参各 10 g、五倍子 6 g、金银花 15 g,煎后加少许冰片)含漱,术后用锡类散或口腔溃疡散外涂。

如果出现放射性口腔干燥症,可以分为以下证型处理。

(1)肺燥津伤证

症状:口渴咽干,鼻干唇燥,干咳无痰,肌肤干燥,大便干结。舌红苔黄而干,脉弦涩或小数。

常用清咽白虎汤加减:玄参、羚羊角、马勃、生地、竹叶各 10 g,麦冬 20 g,石膏、知母、粳米各 15 g,水牛角 60 g,甘草 6 g。

(2)热入营血证

症状:口干不欲饮,或饮而不多,纳呆,身热心烦,午后热甚、舌质红绛光剥无苔,脉细数。

治以清营汤:水牛角 60 g,生地 12 g,玄参、麦冬各 20 g,金银花 10 g,丹参、连翘各 9 g,黄连、竹叶心各 3 g。

(3)阳明炽热证

症状:口渴饮冷,高热汗出,面红耳赤,烦躁,大便秘结,小便黄赤。苔黄燥或黑,干而少苔,脉滑数。

治以白虎承气汤加减:生石膏 30 g,生大黄、射干各 10 g,生甘草、知母、麦冬、天花粉各 15 g,玄明粉 6 g。

此外,临床常用清咽饮:胖大海、麦冬各 50 g,金银花、桔梗、生甘草各 30 g,每天适量,开水冲泡,常年代茶而饮。

如果出现放射性龋齿及放射性骨坏死,一般为肾阴亏损证。表现为头晕耳鸣,牙酿微红肿,溃烂,牙根宣露,牙齿松动,头晕耳鸣,腰酸,手足心热,舌红少苔,脉细数。治以滋阴降火。用知柏地黄丸加减。

9. 化疗后出现放射性食管炎怎么治疗？

化疗后出现放射性食管炎治以滋阴清热，解毒止痛。方药选用生地、鸡血藤各 30 g，玄参、金银花各 15 g，麦冬 10～15 g，天花粉、茜草各 20 g，石斛 20～30 g，野菊花、炒三仙各 10 g，水煎服，每天 1 次。此外，还可选用决明子 30 g，生甘草 10 g，热开水泡代茶饮，少量顿服。杭白菊、麦冬、金银花、生甘草各 5 g，胖大海 1～2 个，热开水泡代茶饮，少量顿服。具清热解毒、养阴止痛之功。金喉健喷雾剂喷于咽喉处。慢慢咽下，次数不限，可消肿止痛。口服白及粉，可防止溃疡出血。若出现食管穿孔，可用白芨细粉加热水调糊状，缓慢咽下，或用黄芪、白芨、乌贼骨粉各 30 g，煅牡蛎 6 g，枯矾 10 g 共研细末，用藕粉或淀粉两汤匙加水 20 ml 调糊状服下。

10. 中药如何治疗放疗后出现的放射性肺炎、肺纤维化？

一般放疗开始即服用养阴清肺膏滋阴润肺，可减少、减轻放射性肺炎的发生，缩短其病程。另根据不同症状辨证用药。①若为干咳无痰，咳引胸痛，声音嘶哑，鼻燥咽干，大便干，小便赤，舌红少津苔少，脉细数。治法清肺化痰。方药泻白散加减。②若为久咳不止，痰少而黏，形体消瘦，口燥咽干，胸闷气短，潮热盗汗，胸部隐痛，舌质红苔少，脉细数。治法滋阴润肺。方药养阴清肺汤加减。据此方制成的养阴清肺膏或养阴清肺糖浆可长期服用。

11. 怎样用中药外敷防治食管癌？

可以用软坚散结膏外敷治疗。软坚散结膏由归尾、瓜蒌、姜活、白芷、元明粉、木鳖子、三棱、白芨、白薇、生地、黄芪、天花粉、川乌等余种药物组成，以麻油、广丹熬制成膏药，摊在布上均匀撒上散坚丹(明矾、冰片、樟脑等)，贴于病灶对应处，也可贴于肿大的淋巴结处，具止痛功效。

12. 怎么用针灸治疗术后胃肠功能障碍？

食管癌术后病人，胃肠道运动从抑制到完全恢复需要一定时间,因此术后胃肠功能障碍比较常见,而胃肠功能恢复延迟必然需要长时间的胃管留置,增加病人痛苦,影响呼吸循环功能,也增加手术后并发症可能,因此可以在术后早期采用针刺方法来防治食管癌术后胃肠功能障碍。主穴可以选天鼎、天突、膻中、上脘、内关、足三里、膈俞、合谷。

13. 如何应用推拿防治食管癌?

用手法在上焦(由天突-鸠尾)用按法;至鸠尾处,一手按穴位,另一手向下行中焦(鸠尾-神阙)用摩法,手法不急不缓,摩至神阙处,复换为揉法,缓缓下行下焦(神阙-曲骨),每按摩 1 次,约进行20 遍。有疏通经络,消癖导滞,畅行气血,补益脏腑的功能。

14. 食管癌的食疗方有哪些?

(1) 陈夏苡仁粥

原料:陈皮 5 g,法半夏 12 g,薏苡仁、粳米各 60 g。

制法:将法半夏洗净,用布袋装好;陈皮洗净,将粳米洗净备用。将薏苡仁洗净,与药袋、陈皮、粳米一起放入锅内,加清水适量,文火煮成稀粥,去药袋,调味即可。随意食用。

功效:祛湿化痰,理气止呕。适用于食管癌属于痰湿内阻者,症见吞咽困难,进食梗阻感,胸闷,暖气频频,呕吐痰涎,舌苔白腻,舌质淡胖,脉滑。

(2) 蒜鲫鱼

原料:活鲫鱼 1 条(约 300 g),大蒜适量。

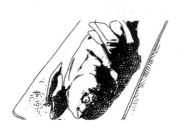

制法:鱼去肠杂留鳞,大蒜切成细块,填入鱼腹,纸包泥封,晒干。炭火烧干,研成细末即成。每次3 g,每天 3 g,用米汤送服。

功效:具有解毒、消肿、补虚,适宜于食管癌初期。

（3）胡椒黑枣散

原料：白胡椒、黑枣等量。

制法：将白胡椒、黑枣研成细末即成。每次 2 g，每天 3 次。

功效：温中散寒，止吐。

图书在版编目(CIP)数据

肿瘤科出院病人中医调养/马伊磊,郑鸿主编. —上海:复旦大学出版社,2018.11
(出院病人健康教育与中医调养丛书/孙文善总主编)
ISBN 978-7-309-13778-1

Ⅰ.①肿… Ⅱ.①马…②郑… Ⅲ.①肿瘤-中医学-康复医学 Ⅳ.①R273

中国版本图书馆 CIP 数据核字(2018)第 155536 号

肿瘤科出院病人中医调养
马伊磊 郑 鸿 主编
责任编辑/王 瀛

复旦大学出版社有限公司出版发行
上海市国权路 579 号 邮编:200433
网址:fupnet@ fudanpress.com http://www.fudanpress.com
门市零售:86-21-65642857 团体订购:86-21-65118853
外埠邮购:86-21-65109143 出版部电话:86-21-65642845
上海华教印务有限公司

开本 890×1240 1/32 印张 5.25 字数 125 千
2018 年 11 月第 1 版第 1 次印刷

ISBN 978-7-309-13778-1/R·1696
定价:20.00 元